全国中等职业教育烹饪专业规划教材
四川省中等职业教育烹饪专业指定教材

# 膳食营养与食品安全

### 主编　周启华　王良云

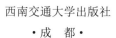

西南交通大学出版社

·成　都·

图书在版编目（ＣＩＰ）数据

膳食营养与食品安全 / 周启华，王良云主编. —成
都：西南交通大学出版社，2019.8（2021.12 重印）
　全国中等职业教育烹饪专业规划教材
　ISBN 978-7-5643-7067-1

Ⅰ. ①膳… Ⅱ. ①周… ②王… Ⅲ. ①膳食营养－中
等专业学校－教材②食品安全－中等专业学校－教材
Ⅳ. ①R151.4②TS201.6

中国版本图书馆 CIP 数据核字（2019）第 178958 号

全国中等职业教育烹饪专业规划教材

Shanshi Yingyang yu Shipin Anquan
## 膳食营养与食品安全

主编　　周启华　　王良云

责任编辑　　牛　君
封面设计　　原谋书装

出版发行　　西南交通大学出版社
　　　　　　（四川省成都市金牛区二环路北一段 111 号
　　　　　　　西南交通大学创新大厦 21 楼）
邮政编码　　610031
发行部电话　028-87600564　028-87600533
网址　　　　http://www.xnjdcbs.com
印刷　　　　四川森林印务有限责任公司

成品尺寸　　185 mm×260 mm
印张　　　　9.25
字数　　　　226 千
版次　　　　2019 年 8 月第 1 版
印次　　　　2021 年 12 月第 4 次
定价　　　　27.00 元
书号　　　　ISBN 978-7-5643-7067-1

# 四川省中等职业教育烹饪专业指定教材

 编写单位

| 四川旅游学院 | 泸州市职业技术学校 |
|---|---|
| 安居职业高级中学校 | 绵阳职业技术学校 |
| 成都市财贸职业高级中学 | 冕宁县职业技术学校 |
| 大邑县职业高级中学 | 南充职业技术学校 |
| 德昌县职业高级中学 | 宁南县职业技术学校 |
| 甘洛职业技术学校 | 攀枝花市经贸旅游学校 |
| 广元市职业高级中学校 | 什邡市职业中专学校 |
| 会理现代职业技术学校 | 宜宾市职业技术学校 |
| 剑阁职业高级中学校 | 自贡市旅游职业高级中学 |
| 乐山市第一职业高级中学 | |

# 序

    党的十八大以来，随着中国城市化、国际化、信息化建设的提速，旅游餐饮行业得到了快速发展。在发展的同时竞争进一步加剧，而占领市场高点的关键在于拥有高素质、高技能人才。

    中国烹饪教育经过五十余年的发展，正迎来各层次教育发展高峰。经过不断总结烹饪教育近年来取得的成就和探讨未来烹饪教育的发展方向，通过系统地分析当前中国烹饪教育面临的一些问题，相关的研究者对烹饪中高等教育的衔接问题有了更深的认识。随着四川经济的发展，四川省烹饪职业教育虽然取得了可喜的成就，但还不能适应四川建设旅游强省、经济强省的要求。推动旅游餐饮行业发展的关键，是烹饪教育的人才培养目标必须适应四川经济发展的需要。四川省教育大会的召开，明确要求职业教育必须改革，教育观念、教育教学手段方法、人才培养模式、教学水平和人才评价方式、服务地方经济发展能力和文化传播途径都需要转变和更新。

    教材建设是人才培养的重要内容，是课程建设和改革的关键环节，是更新教学内容的重要措施，是培养合格人才的重要保障。只有符合培养新时代烹饪人才目标的高质量教材，才能培养出高质量的烹饪技术人才，才能推动四川烹饪职业教育事业高质量发展。

    作为从事烹饪教育和研究三十年的教师，能看到四川烹饪中等职业教育有了统一的新教材，笔者深感欣慰。相信这套教材必能助推更多的学生成为四川旅游餐饮行业发展的精英，为四川发展贡献更多力量。

周世中

二〇一九年四月于四川旅游学院

# 前　言

为进一步贯彻"中等职业学校课程改革"精神，根据四川省中等职业学校中餐烹饪与营养膳食专业课程设置的具体实际，结合四川省中等职业学校中餐烹饪与营养膳食专业对口升学考试的要求，在四川旅游学院各级领导的关怀和组织领导下，四川省各中职学校烹饪专业老师通力协作，充分征求和听取了广大中职学校中餐烹饪与营养膳食专业师生的建议和意见，本着实用、够用和好用的改革原则，编写了这本教材，以供中职学校烹饪专业教学选用。

"膳食营养与食品安全"是中等职业学校烹饪专业的必修课程。我们结合中职学生学识能力、行业特点和行业要求，精心选编了本书。本书从营养学概念入手，涉及食物的营养价值、合理营养、食品安全处理措施及国家对行业的强制要求等内容要素。以点带面，知识内容宽而不繁，广而不深。这正是编委会对中职学校烹饪专业营养学知识掌握的要求。

为更好地编写出一本既实用又好用的中职教材，我们参考了许多烹饪营养与食品卫生方面的书籍，咨询了行业专家学者，问卷调查了大批烹饪专业学生，得到众多专家、同仁的帮助与支持，在此表示衷心的感谢！

由于编者水平有限，书中尚有不足或疏漏之处，恳请广大读者、同仁提出宝贵建议，便于今后不断完善。

编　者

2019 年 4 月

# 目 录

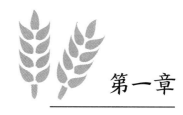

# 第一章

## 膳食营养与食品安全概述

### 知识目标

了解膳食营养、食品安全的相关概念。

### 能力目标

知道膳食安全危害的因素。

### 情感目标

做一个负责的、合格的膳食制作者。

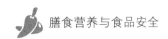

食物是人类生存、繁衍的物质基础，人们从环境中摄入食物以满足自身的生理需要，维持生存，逐步认识到合理饮食是机体健康的重要保证。合理的膳食营养既是人类健康的根本，也关系到种族的延续、国家昌盛、社会繁荣和人类文明，研究膳食与营养的意义不言而喻。民以食为天，食以安为先，食品安全是合理饮食的前提条件。随着国民生活水平不断提高，食品安全问题日益突出，备受关注。餐饮食品安全是食品安全中一个较为特殊的组成部分，有其自身的行业特点，所受到的社会舆论和公众关注也越来越多，本书涉及的食品安全即特指餐饮食品安全。

# 第一节　膳食营养概述

## 一、膳食营养相关概念

**1. 膳　食**

指经过加工烹调处理后的食物，即把食物加工成人们可进食的饭菜。

**2. 营　养**

以字义上讲，"营"为谋求，"养"为养生，"营养"就是谋求养生。因此营养是人体从外界摄取食物，经过体内消化、吸收和利用食物中的有益物质，维持机体的生长发育，满足生理功能和体力活动需要的生物学过程。营养是一个动态的过程。任何一个环节发生异常都会影响营养，损害健康。

**3. 营养素**

指机体为了维持生存、生长发育、生理功能、体力活动和健康，以食物的形式摄入的一些需要的物质。一般来说，人体所需的营养素有蛋白质、脂类、碳水化合物、矿物质、维生素和水六大类。也有人将膳食纤维列为第七大营养素。

营养素在体内的主要功能是提供能量、促进生长、组织修复以及调节生理功能。其中，蛋白质、脂类、碳水化合物和水因为需要量大，在膳食中所占比重大，称为宏量营养素；矿物质和维生素因为需要量小，在膳食中所占比重也小，称为微量营养素。从能量来源角度讲，蛋白质、脂类和碳水化合物能够为机体提供能量，又称产能营养素。

**4. 营养学**

指研究膳食、营养素及其他食物成分对健康影响的一门科学。

## 二、膳食营养与健康的关系

随着科学技术的发展和物质生活水平的提高，人类对健康的需求日益增强。合理营养是人类健康的物质基础，而平衡膳食又是达到合理营养的根本途径。膳食营养是研究怎样吃，吃什么，怎样才符合人们生活质量要求，研究如何选择、搭配、加工、烹调食物，以及食物在人体内的消化、吸收、利用、代谢，维护人体健康和促进生长发育，辅助疾病治疗与康复的一门学科。研究膳食与营养的目的就是根据预防为主的方针，通过保证合理的膳食与营养来维护人类健康、增强人类体质，提高人们对各种疾病和外界有害因素的抵抗力，降低发病率和死亡率。提高劳动效率，延长人类寿命。

人体在正常情况下，科学的膳食营养可做到：

（1）保证机体正常的生长发育，维持机体各种生理功能。

（2）提高机体抵抗力和免疫力，减少疾病的发生。

（3）满足人们生理和心理上的进食欲望和物质需要，有利于维持人体最佳的生理和心理状态，提高机体对环境的适应能力。

而在机体患病时，合理营养与膳食以及膳食营养治疗还可以调节患者机体对手术和麻醉的应激反应，减轻症状，控制和稳定病情，防止并发症的发生和发展，达到促进康复的目的。

# 第二节　食品安全相关知识

食品安全是专门探讨在食品加工、存储、销售等过程中确保食品卫生及食用安全，降低疾病隐患，防范食物中毒的一个跨学科领域。本书主要讲述的是餐饮食品安全。

## 一、食品安全相关概念

### 1. 食　品

指各种供人食用或者饮用的成品和原料以及按照传统既是食品又是药品的物品，但是不包括以治疗为目的的物品。

### 2. 食品安全

指食品无毒、无害，符合应当有的营养要求，对人体健康不造成任何急性、亚急性或慢性危害。

### 3. 食物中毒

指食用了被有毒有害物质污染的食品或者食用了含有毒有害物质的食品后出现的急性、亚急性疾病。

### 4. 食品安全事故

指食物中毒、食源性疾病、食品污染等源于食品，对人体健康有危害或可能有危害的事故。

## 二、食品安全与健康

食品安全关乎人类健康和生命安全。伴随着餐饮业发展而来的是接连不断的食品安全问题，作为整个食品供应链的最末端，餐饮消费的安全风险具有更强的积累性、复杂性和现实性。只有食品安全了才能满足消费者的基本需求，食品安全了餐饮企业才有竞争力，同时食品安全也是政府监管部门的法律法规要求。

中国于 1995 年颁布了《中华人民共和国食品卫生法》，对食品安全的基本要求规定为"食品应无毒、无害"和"防止食品污染和有害因素对人体健康的危害，保障人民身体健康，增强人民体质"。

2009 年 6 月 1 日《中华人民共和国食品安全法》（后简称《食品安全法》）颁布实施，《食品安全法》将"保证食品安全，保障公众身体健康和生命安全"作为整个法律的目的和灵魂，社会各界对《食品安全法》的贯彻实施寄予厚望。《食品安全法》明确规定，食品生产经营者是食品安全第一责任人，国家食品药品监督管理总局是餐饮服务食品安全监管部门。法律中首次将餐饮服务业单列出来，规定了餐饮服务者的责任和义务，从法律的层面对餐饮食品安全提出了更高的要求。

## 三、餐饮食品安全现状及特点

当前我国餐饮业食品安全角势总体稳定性好，但影响和制约餐饮业的基础环境并没有发生根本改变，餐饮业食品安全面临的形势依然复杂严峻。

### （一）餐饮食品安全现状

目前，我国星级酒店、连锁或大型餐饮单位的食品安全意识不断增强，食品安全管理制度日渐完善，能按照食品安全法规要求设立专职或兼职的食品安全管理员，配备基本的检验检测设备，做好相应的台账登记，完善加工环节的监管，定期对岗位工作人员开展培训，这些措施对保障食品安全都起到积极的作用。但近年来发生的连锁餐饮企业因供应商原材料问题、烹饪加工方式不妥等导致食品安全事件，企业本身也难辞其咎，这说明大型餐饮企业仍需进一步完善食品从采购、加工到销售的全过程安全管理。

对于餐饮企业中大部分的中小型餐饮服务单位而言，食品安全现状更是不容乐观。这类企业大多食品安全法规意识薄弱，管理水平低，加工环境差，设施设备简陋，从业人员文化水平低，甚至采用掺杂、掺假和非食用物质加工食品，如非法使用苏丹红等非食用物质，非法使用地沟油、泔水油等加工菜点，给消费者的健康和生命安全带来极大威胁。

### （二）餐饮食品安全特点

我国餐饮业与食品工业相比，在原料选择、加工制作方法、服务供餐形式、消费方式等方面因其自身特点，增加了餐饮食品安全的控制难度。

#### 1. 原料和菜点种类繁多

餐饮业经营菜点品种繁多，工序复杂，所用原料以肉类、禽蛋、果蔬、水产品等易腐原料为主，新鲜度要求高，受到生物性、化学性污染的可能性非常大，导致烹饪原料从初加工、切配、贮存方式等各个步骤都可能出现卫生问题。同时，餐饮业采购原料，大多没有固定产地，单纯以价格作为选购原料的标准，据此餐饮企业由原料引入导致的食品安全风险增大。

**2. 烹调方法多样，制作工艺复杂**

中国传统饮食文化博大精深，烹调方法多种多样。煎、炸、炒、煮等只是最常见最普通的烹调方法，还有各种传统或新奇的烹调方式。烹调加工的工艺过程以手工操作为主，接触面广，污染环节较多，厨师一般凭个人经验进行食物制作，烹饪工艺难以规范，传统加工方法如烟熏、火烤等存在食品安全隐患。

**3. 菜品安全依赖厨师的经验**

餐饮经营具有即时制作、即时消费的特点，菜品安全无法通过食品安全检测来进行最后的把关。无论是烹饪原料的挑选，还是菜品的加工制作，大多凭借原料形态、色泽、质地或者菜品口感、颜色等感官特征，结合厨师个人经验综合判断食品的安全。对于冷冻保鲜的原料，也仅凭感官看颜色和形态，缺乏贮存温度和时间的科学判断。

**4. 从业人员文化程度低，流动性大**

餐饮从业人员文化程度普遍较低，很多人只是经过简单的培训甚至没有经过培训即从事厨师、服务员等职务的工作，卫生习惯、卫生意识和卫生知识比较欠缺。此外，由于餐饮企业劳动强度大、社会地位和工资待遇较低、缺乏职业发展规划等原因使得餐饮从业人员相对不够稳定，转行和跳槽现象比较普遍，流动性大。

**案例一：**

第十一次全国营养科学大会期间，在由中国疾病预防控制中心营养与食品安全所主办的分会——"中国居民营养与健康状况监测"分析报告会上，在介绍我国第五次中国居民营养与健康状况监测情况时表示，近10年来我国城市居民的营养状况有一定改善，营养不良率减少，贫血患病率降低。但2010—2011年营养与健康状况监测的最新数据表明：我国城市居民的超重率达到32.4%，肥胖率达到13.2%。值得关注的是，城市儿童的超重和肥胖率显著增加，代谢综合征的患病概率也大大增加。从城市居民慢性病流行情况来看，高血压、糖尿病、血脂异常的患病率都有所增加。从营养素摄入来看，维生素A、钙、锌、维生素$B_1$、维生素$B_2$等营养素摄入不足的问题依然存在。

这说明，居民的生活水平在从解决温饱向小康过渡的发展时期，食物生产、分配和饮食生活方式等方面都在发生急剧的变化，中国面临着营养不足与营养过剩这两种挑战。如果没有正确的营养指导，某些疾病的发病率就会上升。因此，普及营养知识、指导食物消费、推行合理营养与平衡膳食是一项十分紧迫而艰巨的任务。

**案例二：**

**福寿螺事件**

2016年5月20日至8月8日在北京蜀国演义酒楼黄寺店、劲松店食用过凉拌螺肉（又称香香嘴螺肉）的多名消费者出现头痛、发热，皮肤感觉异常，有刺痛、烧灼感等不适症状。后经相关部门调查取证，确认菜品中含有广州管圆线虫的幼虫。该酒楼销售的"凉拌螺肉"为"福寿螺"，造成食用过凉拌螺肉的100多人患广州管圆线虫病。在整个"福寿螺事件"中，当地医院共诊断160人患广州管圆线虫病，卫生监督机构调查确认病例138人。凉拌螺肉是该酒楼推出的一道创新菜，开始是用角螺（一种海螺）来做，考虑产品售价，后来将制作凉拌螺肉的原料改为福寿螺。因厨师加工不当，未彻底加热，没有杀灭螺肉中存在的广州管圆线虫，才造成这起广州管圆线虫病暴发。北京蜀国演义酒楼黄寺店、劲松店被依法罚没款共计 41 余万元，后续对确诊患者做出了相应的赔偿。

分析：导致此次食品安全事件发生的主要原因有：出于成本考虑原料品种的改变，增加了风险；菜品缺乏制作工艺标准，厨师加工不当，直接导致事故发生。餐饮行业由于自身的行业特点，发生食品安全事故的风险很高，事故一旦发生，对消费者和企业都会造成巨大的伤害。

## 练习题：

一、填空题

1. 人体所需的营养素有_____、_____、_____碳水化合物、_____、和_____六大类。

2. 蛋白质、脂类、碳水化合物和水因为需要量大，在膳食中所占比重大，称为_____；矿物质和维生素因为需要量小，在膳食中所占比重也小，称为_____。从能量来源角度讲，蛋白质、脂类和碳水化合物能够为机体提供能量，又称_____；相反，矿物质、维生素、水和膳食纤维称为_____。

二、问答题

1. 营养的概念是什么？

2. 食品安全的概念是什么？

3. 食物中毒的概念是什么？

4. 餐饮食品安全特点是什么？

## 参考答案：

1. 蛋白质　脂类　矿物质　维生素　水

2. 宏量营养素　微量营养素　产能营养素　非产能营养素

问答题（略）

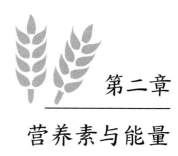

# 第二章

## 营养素与能量

### 知识目标

掌握各营养素的概念、分类、生理功能、营养价值、食物来源及参考摄入量。

### 能力目标

掌握营养知识，指导合理膳食和科学烹调。

### 情感目标

培养学生具有良好的职业意识，为今后从事膳食工作提供坚实基础。

人类为了维持生命和健康，保证正常的生长发育和从事各种劳动，每日必须摄入一定量的食物。食物中含有人体所需的营养素，营养素包括 6 大类：蛋白质、脂肪、碳水化合物、维生素、矿物质和水。碳水化合物、脂肪和蛋白质在体内经氧化分解，产生一定的能量，可以满足人体对能量的需要，被称为产能营养素。

# 第一节　蛋白质

蛋白质是一切生命的物质基础，是细胞中含量最丰富、功能最多的大分子物质。蛋白质与人体的生长发育和健康有着密切关系，在人类营养中占有非常重要的地位。

## 一、蛋白质的组成与分类

### （一）蛋白质的组成

蛋白质主要由碳、氢、氧、氮 4 种元素构成，其特征元素是氮。氨基酸是构成蛋白质的基本单位，蛋白质的最终产物也是氨基酸。

### （二）蛋白质的分类

根据各种食物蛋白质的氨基酸组成（种类、数量、比例）情况，在营养学上，将蛋白质分为 3 大类：

1. 完全蛋白质

这类蛋白质所含必需氨基酸种类齐全、数量充足、比例合适，能够维持成人的健康需求；并能促进儿童发育，也称为优质蛋白质。如奶类中的酪蛋白、乳白蛋白，蛋类中的卵白蛋白及卵磷蛋白，肉类中白蛋白和肌蛋白，大豆中的大豆蛋白，小麦中的麦谷蛋白和玉米中的谷蛋白等，都属于完全蛋白质。

2. 半完全蛋白质

此类蛋白质中所含各种必需氨基酸种类齐全，但由于相互比例不合适，有的过多，有的过少，属于氨基酸组成不平衡的蛋白质。若用此类蛋白质作为膳食蛋白质的唯一来源，仅能维持生命，而不能促进生长发育。如小麦、大麦中的麦胶蛋白均属此类。

3. 不完全蛋白质

此类蛋白质中所含必需氨基酸种类不全，若用此类蛋白质作为膳食蛋白质的唯一来源，既不能促进生长发育，也不能维持生命。如玉米中的胶蛋白、动物结缔组织和肉皮中的胶质蛋白、豌豆中的豆球蛋白等。

## 二、蛋白质的生理功能

### 1. 人体组织的构成成分

蛋白质是构成机体组织的重要成分，人体各组织、器官无一不含有蛋白质。人体的组织中，如肌肉、心、肝、肾等器官含有大量蛋白质；骨骼和牙齿中也含有大量胶原蛋白；指甲、趾甲中含有角蛋白等等。总之，蛋白质是人体不可缺少的组成成分。

### 2. 构成体内各种重要的生理活性物质

蛋白质在体内是构成多种生理活性物质的成分，参与调节机体的生理功能。如酶的催化作用，激素的调节功能，抗体抵御外来微生物及有害物质的入侵作用，细胞膜和血液的蛋白质的运输功能，维持体液渗透压和酸碱平衡等等，此外，血液的凝固、视觉的形成、人体的运动、遗传信息的传递无一不与蛋白质有关。所以蛋白质是生命的物质基础，是生命存在的重要形式。

### 3. 供给能量

由于蛋白质中含有碳、氢、氧元素，当机体需要蛋白质时，蛋白质可被代谢分解，释放出能量，故属于三大产能营养素之一。每克蛋白质提供 16.7 kJ 能量，人体每天所需能量的 10% ~ 15% 由蛋白质提供，但供给能量不是蛋白质的主要生理功能，只有当碳水化合物和脂肪供应不足时它才会被动用释放能量。

## 三、氨基酸

氨基酸是组成蛋白质的基本单位。蛋白质是由许多氨基酸通过肽链结合在一起，并形成一定空间结构的大分子。组成蛋白质的氨基酸有 20 余种。

### （一）氨基酸的分类

现已发现的天然氨基酸有 300 多种，其中人体所需的氨基酸有 20 多种，根据其营养价值分为必需氨基酸、非必需氨基酸、条件氨基酸。

### 1. 必需氨基酸

指人体不能合成或合成速度远不能满足机体需要，必须由食物蛋白供给的氨基酸。人体必需氨基酸共 9 种，分别是：亮氨酸、异亮氨酸、赖氨酸、蛋氨酸、苯丙氨酸、苏氨酸、色氨酸、缬氨酸和组氨酸。其中组氨酸是婴儿的必需氨基酸。

### 2. 非必需氨基酸

指人体可以自身合成，不一定需要从食物中获得的氨基酸。对人体来说，非必需氨基酸有甘氨酸、丙氨酸、丝氨酸、天冬氨酸、天冬酰胺、谷氨酸、脯氨酸、胱氨酸等。

### 3. 条件必需氨基酸

在严重的应激状态或创伤、感染及某些消耗性疾病情况下，人体对氨基酸的需要量增加，本能自身合成的氨基酸在此时也会发生缺乏，这些随体外条件变化而需要量增加的氨基酸称

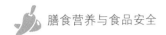 

为条件必需氨基酸，包括：半胱氨酸、酪氨酸、精氨酸、谷氨酰胺等。在通常情况下，半胱氨酸和酪氨酸在体内分别可以由蛋氨酸和苯丙氨酸合成，则这两种氨基酸如果在膳食中含量丰富，则有节省蛋氨酸和苯丙氨酸两种必需氨基酸的作用，因而把半胱氨酸和酪氨酸又称之为半必需氨基酸。

### （二）蛋白质互补作用

当食物中任何一种必需氨基酸缺乏或过量，可造成体内氨基酸的不平衡，使其他氨基酸不能被充分利用，影响蛋白质的合成。因此，在膳食中提倡食物多样化，将多种食物混合食用，使必需氨基酸互相补充，使其模式更接近人体的需要，以提高蛋白质的营养价值，这种现象称为"蛋白质的互补作用"。

为充分发挥食物蛋白质的互补作用，在调配膳食时，应遵循 3 个原则：

① 远属。食物的生物学种属越远越好，如荤素合用，粮豆混用。② 多样。搭配的种类越多越好。③ 同餐。搭配不同种类的食物最好同餐食用，即使不能同餐食用，时间间隔越近越好。

## 四、蛋白质质量评价

膳食蛋白质营养价值取决于它的蛋白质含量及构成成分。蛋白质含量高，必需氨基酸种类齐全，数量充足，比例越接近人体需要，被人体消化、吸收及利用的程度越高，其营养价值就越高。总的来说，动物性蛋白质的营养价值高于植物性蛋白质的营养价值。营养学上主要从膳食蛋白质的含量、蛋白质的消化率、蛋白质的利用率、必需氨基酸的含量和比值这 4 个方面来评价食物蛋白质的营养价值。

1. 蛋白质的含量

膳食蛋白质含量多少是评价膳食蛋白质营养价值的前提。不能脱离含量而单纯考虑营养价值。因为即使营养价值很高，但含量很低，不能满足机体需要，也无法发挥蛋白质的应有作用。

2. 蛋白质的消化率

蛋白质的消化率是表示蛋白质被消化酶分解的程度。消化率越高，表明该蛋白质被机体消化利用的程度越高，营养价值就越高。

蛋白质的消化率常受不同食物、加工烹调方法和人体等诸多因素影响。① 一般植物性的蛋白质被纤维素包裹，与消化酶接触程度较差，故消化率比动物蛋白质低，如蛋类消化率为 98%，肉类为 92%～94%，面制品为 80%，土豆为 74%。② 同一食物因烹调加工方法不同，蛋白质的消化率也不同，比如生黄豆，因为含有抗胰蛋白酶因子，当未加工时，其蛋白质的消化率仅为 54%，熟食整粒黄豆，消化率为 65%，将黄豆加工为豆浆后，消化率增至 85%，再加工成豆腐，消化率可提高到 90%。③ 人体因素主要是指人体健康状况、精神状态、饮食习惯及进餐环境等因素影响对食物蛋白质的消化。人在身体健康时对蛋白质的消化率高于疾病状况的消化率。

**3. 蛋白质的利用率**

蛋白质的利用率是指食物蛋白质被消化、吸收后在体内利用的程度。测定食物蛋白质利用率的指标和方法较多。常用的是蛋白质生物价，又称蛋白质生物价值。生物价的值越高，表明该蛋白质的利用率越高。其高低，主要取决于食物中必需氨基酸的含量和比值。其比值越接近人体需要，则该蛋白质的生物价越高。

**4. 必需氨基酸的含量和比值**

膳食蛋白质必需氨基酸的种类、含量和相互间的比值对蛋白质的营养价值有着极大的影响。其种类、含量和比值越接近人体蛋白质时生物学价值就越高，即蛋白质的营养价值越高。

## 五、蛋白质的食物来源和参考摄入量

**1. 食物来源**

蛋白质广泛存在于动植物中，但是营养价值各不相同。动物性食物，如畜、禽肉以及鱼、蛋、奶的蛋白质含量一般在 10%～20%，均属于优质蛋白质。植物性食物，如谷类、薯类、豆类等，其中豆类的蛋白质含量较高，大豆类为 20%～40%，且含有各种必需氨基酸，是唯一能替代动物性蛋白质的植物蛋白，也属于优质蛋白质。谷类含蛋白质一般是 6%～10%，赖氨酸和色氨酸含量低，而含硫氨基酸含量较高，可与豆类互补。薯类蛋白质含量为 2%～3%。蔬菜水果类蛋白质含量极低。坚果类，如花生、核桃、葵花子等含蛋白质 15%～25%，可作为人体蛋白质来源的一个很好补充。由此可见，黄豆、鱼、瘦猪肉都是很好的食物蛋白质的来源；而选择大米作为唯一的食物，其蛋白质供给显然不能满足人体的需要量。我国的膳食以谷类为主食，植物性蛋白质是人们膳食蛋白质的主要来源。因此，合理利用植物性蛋白质日益受到关注。

**2. 参考摄入量**

见附录。

## 六、加工烹调对蛋白质的影响

**1. 加热变性**

高温加热可加快蛋白质变性的速度，原料表面变性凝固。如熘肉片、涮羊肉、蒸蛋、清蒸鱼等，由于原料表面受高温作用，蛋白质变性凝固、细胞孔隙闭合，使肉质鲜嫩可口，也可使原料内部的营养素和水分不易溢出，保存其营养价值；与此同时，原料中原有的有害酶等受高温变性，失去原来的生理作用，有利于人体健康。加盐可以降低蛋白质凝固的温度。制作汤菜，如炖鸡汤等在制作前都不可先放盐，以免蛋白质凝固，从而使原料的鲜味得不到析出，汤汁的味道将不尽鲜美；而制作盐水卤的菜肴，如盐水鸭、盐水鹅等，则必须在制作汤卤时先将盐放入，目的就是尽量减少原料在卤制中蛋白质的渗出，让原料的鲜味仍存其中，同时使原料具有一定的底味。

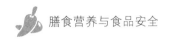

**2. 搅拌变性**

搅拌使蛋白质产生凝胶。在制作鱼丸、肉馅、鱼糕时，在肉泥中加入适量的水和盐，顺一个方向搅拌，这时肉泥的持水能力增强，产生了较强的黏性和弹性，而形成凝胶。制作此类菜，搅拌是关键，搅拌必须朝一个方向，否则，会打破已经形成的蛋白网，影响蛋白质凝胶的形成。

**3. 水解作用**

蛋白质在烹饪中会发生水解作用，产生氨基酸和低聚肽。动物的皮、骨、筋和结缔组织中的蛋白质，主要是胶原蛋白，经长时间煮沸或在酸、碱介质中加热，可被水解为明胶，生成胶体溶液，如筋多的牛肉经长时间加热后，可变得极其软烂。用碱水涨发鱿鱼，长时间碱浸，会导致胶原蛋白过度水解而"溶化"，所以在碱发鱿鱼时要经常检查，涨发好就应捞出，海参也是如此。

**4. 胶凝作用**

胶凝是蛋白质的重要特性之一，动物原料中的胶原蛋白在水中产生胶原质，冷却到室温后会形成弹性的半透明凝胶。蛋白质胶凝现象必须在蛋白质水解的基础上才能发生，所形成的凝胶体结构对菜肴的口感质地，如肉的老、嫩影响很大。很多食品的加工都是利用蛋白质的胶凝作用来完成的，如水煮蛋、咸蛋、皮蛋、干酪、豆腐、豆皮、鱼丸、鱼糕、肉皮冻、水晶肉等。

**5. 蛋白质的羰氨褐变**

如果蛋白质在有糖存在的情况下加热过度，蛋白质分子中的氨基与糖分子中的羰基会发生羰氨反应，又称美拉德反应，引起制品的褐变，常用于上色，同时也会破坏其中的营养成分，尤其是赖氨酸的损失较大，从而降低蛋白质的营养价值。

# 第二节　脂　类

脂类是人体重要的营养物质，包括脂肪和类脂两大类，其共同的特点是难溶于水而易溶于有机溶剂。正常人体内脂类占体重的 14%～19%，是人体重要的组成成分。脂肪主要分布在皮下、大网膜、肠系膜、重要器官周围和组织间隙。

## 一、脂类的分类

脂类分为脂肪和类脂，脂肪一般指中性脂肪，是由一分子甘油和三分子脂肪酸组成的甘油三酯，又称为三酰甘油。食物中的脂类 95%是甘油三酯，5%是类脂。

脂肪酸按其饱和度可分为饱和脂肪酸和不饱和脂肪酸。动物脂肪含饱和脂肪酸较多，熔点高，故常温下呈固态，称脂。植物脂肪含不饱和脂肪酸较多，熔点低，故常呈液态，称油。如棉籽油、花生油、菜籽油、豆油等。

## 二、脂类的生理功能

### 1. 供给能量和储存能量

脂肪是高能食物，1 g 脂肪在体内氧化产生 37.7 kJ 能量，当机体摄入能量过多或没有很好利用时，能量可以转化为脂肪组织，贮存在机体。脂肪是能量的主要贮存形式。

### 2. 构成身体组织及某些生物活性成分

脂类是人体组织重要的组成成分，在维持细胞结构和功能中起着重要作用。细胞膜中含有大量的脂肪，是细胞维持正常功能不可缺少的成分。

### 3. 促进脂溶性维生素的吸收

食物中的脂溶性维生素必须溶解于脂肪才能被机体吸收，如果膳食中缺乏脂肪或某种原因引起脂肪吸收障碍时，会导致脂溶性维生素不足或缺乏。

### 4. 提供必需脂肪酸

必需脂肪酸是指人体必不可少而自身不能合成，必须由膳食供给的多不饱和脂肪酸。目前认为，人体内的必需脂肪酸主要是亚油酸和亚麻酸。必需脂肪酸的缺乏可导致生长迟缓、生殖障碍、皮肤受损等；还可引起肝脏、肾脏、神经和视觉等多种疾病。

### 5. 维持体温、保护脏器

皮下脂肪可防止机体热量散发而起到保温作用。重要脏器周围的脂肪则可缓冲机械冲击而避免内脏损伤。

### 6. 改善食物感官性状，增加饱腹感

烹调油脂可以改善食物的色、香、味等感观性质，以增进人的食欲，达到开胃的目的。同时，多量油脂有抑制胃液分泌、延长食物在胃中停留时间等作用，使人的饱腹感增强，能有效减少进食量。

## 三、脂肪营养价值评价

膳食脂肪的营养价值评价主要从以下 4 个方面进行：

### 1. 消化率

脂肪的消化率与其熔点密切相关，熔点高于 50 ℃ 的脂肪不易消化；熔点越低，越容易消化，如在室温下液态的脂肪消化率可高达 97% ~ 98%。在正常情况下，一般脂类都是容易消化吸收的。婴儿膳食中的乳脂，吸收最为迅速。食草动物的体脂，含硬脂酸多，较难消化。植物油的消化率相当高。

### 2. 必需脂肪酸的含量

必需脂肪酸中亚油酸在人体内能转变为亚麻酸和花生四烯酸。故多不饱和脂肪酸中最为重要的是亚油酸及其含量。亚油酸能明显降低血胆固醇，而饱和脂肪酸却显着增高血胆固醇。一般植物油中亚油酸含量高于动物脂肪，其营养价值优于动物脂肪，但椰子油、棕榈油中的亚油酸含量很低，饱和脂肪酸含量高。

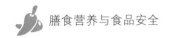 

### 3. 脂溶性维生素的含量

脂溶性维生素为维生素 A、维生素 D、维生素 E 和维生素 K。

脂溶性维生素含量高的脂肪营养价值也高，维生素 A 和维生素 D 存在于多数食物的脂肪中，以鲨鱼肝油的含量为最多；奶油次之；猪油不含维生素 A 和维生素 D，所以猪油营养价值较低。维生素 E 广泛分布于动植物组织内，其中以植物油类含量最高。

### 4. 提供的各种脂肪酸比例

机体对饱和脂肪酸、单不饱和脂肪酸和多不饱和脂肪酸的需求不仅有一定量的需求，而且各种脂肪酸之间还要有适当的比例。

## 四、加工烹调对脂类的影响

### 1. 脂肪热分解

油脂达到一定温度时就会分解挥发，这个温度称为分解温度（即发烟点）。在高温下，油脂的热分解对油脂质量的影响很大。温度低于 150 ℃ 时，热分解程度轻，分解产物也少；温度在 150 ~ 200 ℃，油脂的热分解并不十分明显；温度在 250 ~ 300 ℃，反应明显加快，分解作用加剧，分解产物的种类增多。油脂的热分解不仅使其营养价值下降，而且还将给人体健康带来危害。

### 2. 脂肪的热聚合

油脂加热到 300 ℃ 以上或长时间加热时，不仅会发生热分解反应，还会产生热聚合反应，生成环状的、有毒的、带有不饱和双键的低级聚合物，使油脂黏度增加，颜色变黑，严重时冷却后会发生凝固现象，并且常常会产生较多的泡沫。

### 3. 脂肪高温氧化的控制方法

高温既能促进氧化过程中游离基的产生，也能促进游离基的消失，所以高温条件下产生的过氧化物分解得比较快。油脂的高温氧化，除了生成过氧化物外，还能生成少量的醛、醇、酸类。

# 第三节　碳水化合物（糖类）

碳水化合物是由碳、氢、氧 3 种元素构成的有机物，碳水化合物结构中氢与氧的比例为 2：1，因其大多具有甜味，故被称为糖类。广泛存在于自然界，是食物的主要成分之一。

## 一、分类和组成

糖类按其结构可分为单糖、双糖、寡糖和多糖。

## （一）单　糖

**1. 单　糖**

单糖是最简单的糖，不能再被直接水解为分子更小的糖，常见单糖有葡萄糖、果糖和半乳糖。

**2. 葡萄糖**

葡萄糖是构成食物中各种糖类的最基本单位。人体的血糖就是指血液中葡萄糖的含量。葡萄糖可以直接被人体利用，属于人体重要的供能物质，人脑只能利用葡萄糖。

**3. 果　糖**

果糖在蜂蜜中含量最丰富，此外主要存在于各类水果中，是天然糖中最甜的。果糖不易被细胞直接利用，需要先在肝脏中转化为葡萄糖。果糖的代谢可以不受胰岛素的制约，因此，糖尿病患者可以适当食用果糖，但大量食用会产生副作用。

**知识拓展：**

糖醇是单糖的重要衍生物，常见有山梨醇、甘露醇、木糖醇和麦芽糖醇等。山梨醇、甘露醇临床上常用作脱水剂，木糖醇甜度与蔗糖相等，其代谢不受胰岛素调节，故木糖醇常作为甜味剂用于糖尿病患者的专用食品及许多药品中。麦芽糖醇可作为甜味剂用于心血管病、糖尿病等患者的保健食品中，有防龋齿的作用。

## （二）双　糖

双糖由两分子单糖缩合而成，食物中常见的双糖主要有蔗糖、麦芽糖、乳糖等。

**1. 蔗　糖**

蔗糖水解后变成一分子葡萄糖和一分子果糖。蔗糖在甜菜、甘蔗和蜂蜜含量丰富。日常用的白砂糖、红糖等属于蔗糖，是从甘蔗或甜菜中提取的。

**2. 麦芽糖**

一分子麦芽糖水解后生成两分子葡萄糖。一般植物含量很少，是种子发芽时因酶作用淀粉的分解产物，在麦芽中含量较多。

**3. 乳　糖**

乳糖水解后生成一分子葡萄糖和一分子半乳糖，只存在于人和哺乳动物的乳汁中，乳糖利于钙的吸收，利于肠道有益菌的生长。乳糖是婴儿主要食用的糖类物质，而成人食用大量乳糖不易消化。

## （三）寡　糖

寡糖又称低聚糖，被水解后能生成 3～9 个单糖。重要的低聚糖有棉籽糖、水苏糖等。它们难以被人体消化吸收，但在肠道中可被肠道细菌代谢，产生气体和其他产物，造成胀气。

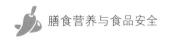

因此，要对豆类进行适当加工，消除不良影响。

### （四）多　糖

多糖水解后能生成 10 个及以上单糖的糖类。营养学上具有重要作用的多糖有 3 种：淀粉、糖原、膳食纤维。淀粉主要来自谷物和薯类，是我国居民主要的能量来源。糖原也称动物淀粉，分别由肝脏和肌肉合成、储存。膳食纤维是存储于食物中不能被人体消化吸收的多糖，随着人们对其认识的不断深入，越来越受到人们的关注。

## 二、碳水化合物的生理功能

1. 供给和贮存能量

糖类是机体所需能量最主要、最经济的来源。每克葡萄糖在体内氧化可产生 16.7 kJ 的能量。糖类在体内释放能量快、供能也快，对提高工作效率有重要意义。

2. 构成机体组织及细胞

糖类也是机体的重要组成物质。它可以与蛋白质或脂类形成复合结构，参与机体构成，如构成细胞膜的糖蛋白。

3. 抗生酮作用

当糖类摄取不足时，体内大量脂肪被动用，脂肪氧化不完全可产生过量酮体，从而引起酮血症和酮尿症。因而，充足的糖类摄入，具有抗生酮作用。

4. 节约蛋白质作用

膳食中糖类供应不足时，机体就要动用体内蛋白质，甚至是器官中的蛋白质转化为葡萄糖供给能量，久而久之就会对人体造成损害；当摄入足够的糖类时，机体就不需要动用蛋白质来供能，体内蛋白质可进行其特有的生理功能而避免被作为能量消耗，即糖类具有节约蛋白质的作用。

5. 解毒作用

糖类经代谢生成的代谢物与进入肝脏的有毒物质结合后，能使其毒性降低或失去生物活性，从而起到解毒保肝的作用。

## 三、膳食纤维

膳食纤维是指存在于植物中不能被人体消化吸收的多糖，是糖类中的一类非淀粉多糖，主要来源于植物性食物中，多数是植物的支撑物和细胞壁。

### （一）膳食纤维的分类

根据其水溶性不同，可以分为两大类：可溶性膳食纤维和非可溶性膳食纤维。

可溶性膳食纤维指既可以溶解于水，又可以吸水膨胀并能被大肠中微生物酵解的一类纤维，由果胶、树胶和黏胶组成，主要存在于水果、蔬菜中。食品加工中常用果胶作为增稠剂，制作果冻、色拉调料和果酱。可溶性纤维能延缓胃排空时间、减缓葡萄糖吸收、降低血胆固醇。

非可溶性膳食纤维包括纤维素、某些半纤维素和木质素。

纤维素是植物细胞壁的主要成分，人体缺少能水解纤维素的酶，故纤维素不能被人体消化分解，纤维素一般也不能被肠道微生物分解，但它可促进胃肠蠕动，有利于其他食物的消化吸收以及粪便的排出。

半纤维素往往与纤维素共存于粮食的皮层中，是谷类纤维的主要成分。半纤维素及一些混合多糖能被肠道微生物丛分解。

木质素不是多糖类物质，因存在于植物细胞壁中难以与纤维素分离，故膳食纤维的组织中也包括木质素。食物中木质素含量较少，主要存在于蔬菜的木质化部分和种子中，如草莓籽、老化的胡萝卜和花茎甘蓝中，人及动物均不能消化。

## （二）膳食纤维的生理功能

### 1. 调节胃肠

膳食纤维素可以使大便保留水分，促进肠蠕动，缩短大便在肠道的停留时间，减少有害物质对肠道的刺激，因此，膳食纤维可以预防结肠癌的发生。

### 2. 降血脂

纤维素可以吸附胆汁酸，使脂肪和胆固醇的吸收率下降，起到降血脂作用。

### 3. 降血糖

膳食纤维可增加组织细胞对胰岛素的敏感性，降低对胰岛素的抵抗，调节血糖水平。

### 4. 控制体重

膳食纤维能减缓食物由胃进入肠道的速度，产生饱腹感，防止能量摄入过多，有利于控制体重。但是，膳食纤维也不能摄入过多，否则就会出现腹胀、大便次数增加等不良现象，也不利于铁和锌的吸收。

## （三）膳食纤维的来源及参考摄入量

植物性食物含有较丰富的纤维素，如粮谷类的谷皮、薯类、蔬菜和水果等。一般正常人每日摄入纤维素的量为 25 ~ 35 g，有习惯性便秘者可适当增加。

## 四、加工烹调对糖类的影响

### 1. 淀粉的糊化

淀粉在高温下溶胀、分裂形成均匀糊状，成为具有黏性胶体特性的溶液，称为淀粉的糊化。淀粉在常温下不溶于水，但当水温升至 53 ℃及以上时，淀粉的物理性能发生明显变化。

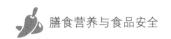

化后的淀粉口感更好，有利于消化吸收。

2. 淀粉的老化

含淀粉的粮食经加工成熟，是将淀粉糊化。而糊化了的淀粉在室温或低于室温的条件下慢慢冷却，经过一段时间，变得不透明，甚至凝结沉淀，这种现象称为淀粉的老化，俗称"淀粉的返生"。老化后的淀粉结构十分稳定，即使加热加压也很难使它再溶解。

# 第四节 能 量

能量代谢是营养学研究的重要内容。人体为了维持生命代谢和从事体力活动，每天必须从食物中获取足够的能量和营养素，食物中能产生能量的营养素是糖类、脂肪和蛋白质。人体长期摄入过多能量，会引起脂肪贮存而发生肥胖，但是，若长期摄入的能量不足，会导致生长发育迟缓、消瘦，甚至死亡。

## 一、能量的单位

国际上能量的单位以焦耳（J）表示，营养学常用的能量单位有千焦（kJ）、兆焦（MJ）。

## 二、能量的来源

人体所需要的能量来源于糖类、脂肪和蛋白质三大产能营养素。每克产能营养素在体内氧化所产生的能量值叫作"食物的热价"，也叫"食物的能量卡价"或称"能量系数"。三大营养素在体内氧化实际产生的能量为：1 g 糖类产生能量 16.7 kJ；1 g 脂肪产生能量 37.7 kJ；1 g 蛋白质产生能量 16.7 kJ。

三大产能营养素普遍存在于各种食物中。其中糖类主要存在于粮谷类和薯类食物中，是我国居民最经济和最主要的能量来源，糖类供能占机体所需能量的 50%～65%。油料作物富含脂肪，脂肪在三大产能营养素中产能最高，一般供能占机体所需能量的 20%～30%。大豆和肉类食物中含有丰富的蛋白质，我国营养学会推荐成人蛋白质的摄入量应控制在 10%～15% 总能量摄入范围内。一般动物性食物比植物性食物含有较多的脂肪和蛋白质，而蔬菜和水果中含量较少。

## 三、能量的消耗

人体对能量的需要取决于其对能量的消耗量。正常成人的能量消耗主要包括基础代谢、体力活动和食物热效应。对于生长发育期的儿童及孕妇、哺乳期妇女等特定群体还要满足其特殊的生理需要。

1. 基础代谢

基础代谢是指人体维持最基本生命活动所必需的最低能量代谢。即在清晨、安静、空腹状态下，不受精神紧张、肌肉活动、食物和环境温度等因素影响的能量代谢。这时的能量消耗主要用于维持呼吸、心跳、体温、血液循环和细胞代谢等基本生命活动。基础代谢消耗的能量占总量的 60% ~ 70%。

2. 体力活动

体力活动是影响人体能量消耗的主要因素。生理特点接近的人，基础代谢消耗的能量是接近的，但进行体力活动时，活动强度的大小、时间的长短、动作的熟练程度都会影响能量的消耗。能量消耗的主要特点：① 肌肉越发达者，能量消耗越多；② 体重越大者，能量消耗越多；③ 劳动强度越大，持续时间越长，能量消耗越多；④ 工作的熟练程度越差，能量消耗越多。

3. 食物热效应

由于进食引起能量消耗额外增加的现象，也叫食物特殊动力作用，人体在摄取食物的过程中，由于要对食物中的营养素进行消化、吸收、代谢和转化等，这些过程都要额外消耗能量。进食碳水化合物可使能量消耗 5% ~ 6%，进食脂肪可使能量消耗 4% ~ 5%，进食蛋白质可使能量消耗 30% ~ 40%。一般进食混合膳食时能量消耗约 10%。

4. 生长发育及其他因素

在生长发育期，能量消耗还包括生长发育所需要的能量。另外，孕妇的能量消耗则包括自身和胎儿发育等所需的能量。情绪和精神状态对能量消耗亦有影响，如精神紧张地工作，可使大脑的活动加剧，能量代谢增加。

# 第五节　矿物质

人体的一切组织都是由各种化学元素组成的，这些元素除碳、氢、氧、氮以有机物的形式存在外，其余统称为矿物质或无机盐，占成人体重的 5% ~ 6%。机体本身不能生成矿物质，必须由食物提供，维持机体正常生理功能所需要的无机盐又称为必需元素。无机盐的分布很广，正常人的日常膳食即能够满足需要。我国居民普遍缺乏的是钙、铁、锌，在某些特殊环境中还缺乏碘或硒。

根据每一种元素在体内所占的比例和机体对其所需量的多少，分为宏量元素和微量元素。在体内的含量大于体重 0.01% 的称为宏量元素或常量元素，主要有钠、钾、钙、磷、镁、氯、硫等。在体内的含量低于体重 0.01% 的称为微量元素，主要有铁、铜、钴、碘、氟、锰、钼、镍等。

矿物质在体内的功能可归纳为：① 构成机体组织；② 与蛋白质协同维持组织细胞渗透压和酸碱平衡；③ 维持神经肌肉的兴奋性和细胞的通透性；④ 构成体内生理活性物质。

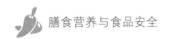

## 一、宏量元素

### （一）钙

钙是人体内含量最多的矿物质，占体重的 1.5%~2.0%。成人体内钙含量约 1200 g，其中 99%集中在骨骼和牙齿中，其余则以游离或结合形式存在于体液和软组织中，这部分钙统称为混溶钙池。骨骼中的钙和混溶钙池中的钙维持着动态平衡。人的年龄越小，骨骼的更新速度越快，随着年龄的增加，钙在骨组织中的含量逐渐下降。

1. 生理功能

（1）钙是构成骨骼和牙齿的主要成分。

（2）维持神经肌肉的兴奋性。

（3）维持细胞膜的通透性和细胞内外液的渗透压。

（4）参与凝血过程。

（5）钙是多种酶的激活剂。

（6）维持机体的酸碱平衡。

2. 影响吸收的因素

（1）维生素 D 促进钙的吸收。

（2）乳糖与钙形成可溶性低分子物质，有利于钙的吸收。

（3）适量的蛋白质可与钙结合成可溶性络合物，促进钙的吸收。

（4）pH 对钙的吸收有一定影响。

（5）食物中的植酸、草酸均不利于钙的吸收。

（6）膳食纤维不利于钙的吸收。

（7）膳食脂肪含量过高或脂肪消化不良时可影响钙的吸收。

（8）随着年龄的增加，机体对钙的吸收逐渐减少。

3. 缺乏与过量

如果膳食中长期缺乏钙可引起骨骼病变，如儿童佝偻病、成年人骨质软化症及老年人骨质疏松症。

过量摄入钙也会对身体不利，可能会增加患肾结石的风险。持续摄入过量的钙会干扰其他矿物质如铁、锌的吸收和利用，同时使降钙素分泌增多，发生骨硬化。

4. 食物来源和供给量

钙的良好食物来源是奶和奶制品，不仅含量丰富，而且吸收率高。豆类、豆制品、坚果类也是钙的较好来源，虾皮、海带、发菜、芝麻酱等含钙量亦特别高。我国营养学会推荐我国居民钙的摄入量：婴儿 300~400 mg/d；儿童和青少年 600~1000 mg/d；成人 800 mg/d；孕妇 1000~1200 mg/d；乳母 1200 mg/d。

### （二）其他宏量元素

人体对磷、镁、钾、钠等其他宏量元素的需求见表 2-1。

表2-1 人体对磷、镁、钾、钠等其他宏量元素的需求

| 常量元素 | 生理功能 | 缺乏症 | 膳食来源及参考摄入量 |
|---|---|---|---|
| 磷 | 1. 构成骨骼和牙齿的成分<br>2. 是组织细胞中很多重要成分的原料，如核酸、磷脂以及某些酶等<br>3. 参与许多重要生理功能，如糖类和脂肪的吸收以及代谢<br>4. 维持能量的转移和酸碱平衡 | 磷缺乏只有在一些特殊情况下才会出现。如早产儿仅喂以母乳，因人乳含磷量较低，不能满足早产儿骨磷沉积的需要，可发生磷缺乏，出现佝偻病样骨骼异常 | 1. 动物性食物：瘦肉、蛋、鱼、干酪、蛤蜊、肝、肾、海带<br>2. 粮谷类：芝麻酱、花生、干豆类、坚果等含量很高。但粮谷中的磷多为植酸磷，吸收和利用率较低。<br>成人720 mg/d |
| 镁 | 1. 作为多种酶的激活剂，激活酶的活性<br>2. 抑制钾、钙通道<br>3. 维护骨骼生长和神经肌肉的兴奋性<br>4. 维护胃肠道的功能 | 镁缺乏可致神经肌肉兴奋性亢进；低镁血症患者可有房室性早搏、心房颤动、心室颤动，半数有血压升高。镁缺乏也可导致胰岛素抵抗和骨质疏松 | 1. 绿叶蔬菜<br>2. 粗粮、坚果<br>3. 肉类、淀粉类食物及牛乳等<br>成人330 mg/d |
| 钾 | 1. 维持糖类、蛋白质的正常代谢<br>2. 维持细胞内正常渗透压<br>3. 维持神经肌肉的应激性和正常功能<br>4. 维持心肌的正常功能<br>5. 维持细胞内外正常的酸碱平衡<br>6. 降低血压 | 钾缺乏表现为肌肉无力、瘫痪、心律失常、横纹肌肉裂解症及肾功能障碍等 | 蔬菜和水果是钾最好的来源<br>成人2000 mg/d |
| 钠 | 1. 调节体内水分与渗透压<br>2. 维持酸碱平衡<br>3. 钠泵<br>4. 维持血压正常<br>5. 增强神经肌肉兴奋性 | 钠缺乏早期症状不明显，表现为倦怠、淡漠、无神，甚至起立时昏倒；中重度失钠时，可出现恶心、呕吐、血压下降、视力模糊等，甚至昏迷、休克，可因急性肾功能衰竭而死亡 | 1. 食盐<br>2. 加工、制备食物过程中加入的钠或含钠的复合物（如谷氨酸钠、小苏打等）<br>3. 酱油、盐渍或腌制肉、烟熏食品、酱咸菜类、发酵豆制品、咸味休闲食品等<br>成人1500 mg/d |

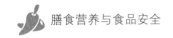

## 二、微量元素

### （一）铁

铁是人体所必需的微量元素中含量最多，也是相对容易缺乏的一种微量元素。成人体内为 3～5 g，60%～70%存在于血红蛋白中，其余存在于肝、脾和骨髓中。铁在人体内的含量还随年龄、性别、营养和健康状况而有很大的个体差异。

1. 生理功能

（1）参与血红蛋白和肌红蛋白的合成。

（2）参与体内氧与二氧化碳的转运、交换和组织呼吸过程。

（3）与红细胞的形成和成熟有关。

（4）参与抗体的产生、脂类的转运及肝脏的解毒。

2. 影响铁吸收的因素

（1）膳食中的柠檬酸、抗坏血酸、维生素 A、动物蛋白、果糖等促进铁的吸收。

（2）动物性食物如鱼、肉、禽类中所含的铁吸收率较高。

（3）食物中的植酸、草酸等抑制铁的吸收。

（4）摄入过量的膳食纤维会干扰铁的吸收。

（5）胃酸缺乏或服用抗酸药物时，铁的吸收率降低。

3. 缺乏与过量

膳食中可利用的铁长期不足可导致缺铁性贫血，特别是婴幼儿、青少年、孕妇、乳母及老年人更容易发生。铁缺乏的儿童心理活动异常、易烦躁，甚至智力发育障碍；成人则表现为冷漠呆板，进一步发展则出现面色苍白、口唇黏膜和眼结膜苍白，有疲劳乏力、食欲下降、头晕、心悸、指甲脆薄、反甲等临床表现。

铁摄入过量可引起中毒。急性中毒常见于误服过量铁剂，多见于儿童，主要表现为消化道出血、血性腹泻、凝血功能不良、代谢性酸中毒、休克甚至死亡。

4. 食物来源和供给量

铁广泛存在于各种食物中，但分布极不均衡，膳食中铁的良好来源主要是动物肝脏、动物全血和红肉类（如牛、羊肉）；含铁较高的植物性食物有蘑菇、黑木耳、芝麻等。铁的需要量受机体状况的影响。我国营养学会推荐成人铁的摄入量男性为 12 mg/d，女性为 20 mg/d；可耐受最高摄入量男女均为 50 mg/d。

**知识拓展：**

世界卫生组织（WHO）报告全世界约 30%的人口存在铁缺乏，铁缺乏是全球最为普遍的营养缺乏病，也是我国主要的公共营养问题之一。婴幼儿、青少年、育龄期妇女是受铁缺乏威胁最大的人群。当体内缺铁时，铁耗损可分 3 个阶段：第一阶段为储存铁减少期，此时储存铁减少，甚至耗竭，血清铁蛋白浓度下降；第二阶段为红细胞生成缺铁期，此时除血清铁蛋白下降外，血清铁也下降，同时铁结合力上升，运铁蛋白饱和度下降，游离原卟啉浓度上升；第三阶段为缺铁性贫血期，血红蛋白和红细胞比容均下降。

## （二）锌

锌广泛分布在人体各组织器官。成人体内锌含量为 2.0 ~ 2.5 g，以肌肉、视网膜、前列腺含量较高。血液中 75% ~ 85% 的锌分布在红细胞中，其余在血浆中。

1. 生理功能

（1）参与体内多种金属酶的组成或作为酶的激活剂。

（2）促进机体的生长发育和组织再生。

（3）维持正常味觉、促进食欲。

（4）促进性器官和性功能的正常发育。

（5）参与免疫功能。

（6）锌在保护皮肤健康及维生素 A 的代谢中也有一定作用。

2. 缺乏与过量

膳食中长期缺锌会导致：儿童生长发育迟缓、味觉减退甚至丧失、食欲减退、性发育障碍、性功能减退、创伤不易愈合、易感染。还可表现为皮肤干燥、粗糙、面部痤疮及复发性口腔溃疡、暗适应能力下降等。孕妇缺锌可导致胎儿发生中枢神经系统先天性畸形。

锌过量可引起铜的继发性缺乏，损害免疫器官和免疫功能。

3. 食物来源和供给量

一般食物中均含有锌，但其含量和吸收利用率差别很大。一般动物性食物中锌的利用率为 35% ~ 40%，而植物性食物中锌的利用率仅为 1% ~ 20%。贝壳类（如牡蛎）、海产品、红肉类都是锌的良好来源；干果、谷类的胚芽和麦麸也富含锌；燕麦、花生、玉米的锌含量高于一般植物性食物。

我国营养学会推荐锌的摄入量为：成年男性 12.5 mg/d；成年女性 7.5 mg/d。

## （三）碘

碘在人体中的含量为 20 ~ 50 mg，约 70% 存在于甲状腺组织中，其余的碘分布于皮肤、骨骼、中枢神经系统及其他内分泌腺。

1. 生理功能

（1）碘在人体内是合成甲状腺素的重要物质，其主要功能是参与能量代谢；

（2）促进代谢和身体的生长发育；

（3）促进神经系统发育；

（4）活化一些酶的活性，调节组织中的水盐代谢。

2. 缺乏与过量

机体因缺碘而导致的一系列病理状态为碘缺乏病。碘缺乏可引起甲状腺素分泌减少，机体能量代谢降低，影响儿童生长发育，同时会发生甲状腺结构改变，成年人缺碘可引起甲状腺肿大，俗称"大脖子病"；孕妇、乳母缺碘可致婴幼儿甲状腺发育不全，甚至发生克汀病，克汀病的表现为呆、小、聋、哑、瘫。

长期摄入含碘高的膳食，以及在治疗甲状腺肿等疾病中使用过量的碘剂，同样危害人体健康，而且可以致病，包括高碘甲状腺肿、碘性甲状腺功能亢进、碘性甲状腺功能低下、桥本甲状腺炎、甲状腺癌、碘过敏、碘中毒等。

3. 食物来源

机体所需的碘主要来源于食物、饮水和食盐。海洋生物的碘含量远远高于陆生动植物，是碘的良好来源，如海带、紫菜、海鱼、蛤干、干贝、虾、海参、海蜇等。其他食品的含碘量则取决于土壤和水中的碘量。碘缺乏造成的智力损伤是不可逆的，最经济、最简单有效的预防方法就是采用碘化食盐。但应注意：碘盐应随吃随买，置于避光、避热、防潮的地方保存，菜熟时再放盐，以避免碘的丢失。

我国营养学会推荐成人碘的摄入量为 120 μg/d，婴儿为 85 ~ 115 μg/d，青少年为 120 μg/d，孕妇为 230 μg/d，乳母为 240 μg/d。

（四）硒

硒是人体必需微量元素，广泛分布于人体各组织器官和体液中，人体内含量为 14 ~ 20 mg，其中肾脏硒的浓度最高，肝脏次之，脂肪组织中含量更低。血硒和发硒含量可以反映体内硒的营养状况。

1. 生理功能

（1）硒属于抗氧化剂，具有抗氧化功能。
（2）硒能保护心肌和心血管健康。
（3）对重金属具有解毒作用。
（4）维持正常的免疫功能。

2. 缺乏与过量

硒缺乏引起的疾病主要出现在地质环境缺硒的区域，如克山病和大骨节病。

克山病是我国部分地区流行的以心肌坏死为特征的地方性心脏病，主要表现为心脏扩大、心力衰竭、心律失常、心电图改变等。补充一定量的硒，可以预防和治疗克山病。

人食用含硒量高的食物和水，或从事某些常常接触到硒的工作，会出现不同程度的硒中毒症状，包括毛发脱落、皮肤脱色、指甲异常、疲乏无力、恶心呕吐、呼气有大蒜气味等，甚至偏瘫，严重时可导致死亡。

3. 食物来源和供给量

食物中的硒含量受产地水质和土壤中硒含量的影响，地区差异非常大。即使同一品种的谷物或蔬菜，由于产地不同硒的含量也不同。海产品、肾、肝及整粒的谷类是硒的良好来源。

我国营养学会推荐成人硒的摄入量为 60 μg/d。

# 第六节　维生素

维生素是维持人体生命活动所必需的一类低分子有机化合物。虽然维生素的化学结构和性质各不相同，但它们在机体的代谢和生长发育等过程中具有重要的生理功能。具有以下共同特点：都以维生素本身或其前体物质存在于天然食物中；不提供能量，也不参与机体构成；一般不能在体内合成或合成量较少，必须由食物提供；人体需要量虽少，但缺乏到一定程度可引起维生素缺乏症。

根据维生素的溶解性，可分为脂溶性维生素和水溶性维生素。脂溶性维生素有维生素 A、维生素 D、维生素 E、维生素 K，大部分贮存于脂肪组织和肝脏中，摄入过多易在体内蓄积而引起中毒。水溶性维生素有 B 族维生素和维生素 C，易吸收，代谢快，一般不在体内蓄积，宜每天供给。

人体需要的维生素很多，这里介绍几种对人体有重要生理功能的维生素。

## 一、脂溶性维生素

### （一）维生素 A

维生素 A 又名视黄醇，也称抗干眼病维生素。主要存在于鱼类、肝脏中，植物中的胡萝卜素是它的前体物质，在体内可转化为维生素 A，维生素 A 和胡萝卜素对热稳定，一般烹调不易被破坏，但易被氧化，特别是在高温环境下和紫外线照射下可促进其氧化而被破坏。当食物中共存的脂肪酸败时，可导致其严重破坏。

1. 生理功能

（1）维持正常视觉功能。维生素 A 参与视紫红质的形成，维持夜间正常视力。

（2）维持上皮细胞的正常结构。

（3）促进生长和骨骼发育。

（4）参与性激素的合成，促进性腺发育，维持生殖功能。

（5）抗氧化、抗衰老、清除体内自由基。

（6）抑制肿瘤细胞的生长和 DNA 合成，具有抗肿瘤作用。

2. 缺乏和过量

维生素 A 缺乏可导致暗适应能力下降，严重时导致夜盲症、干眼病甚至失明；也可引起皮肤粗糙、干燥、鳞状角化；还可影响骨骼和牙釉质的发育，造成儿童生长停滞。

3. 食物来源和供给量

富含维生素 A 的食物有动物肝脏、蛋黄、奶类、鱼肝油、鱼类、海产品等。富含胡萝卜素的食物有红橙色、深绿色的植物性食物，如胡萝卜、菠菜、南瓜、红心甜薯、杏、芒果等。

我国营养学会推荐我国居民维生素 A 膳食参考摄入量为成年男性 800 μg/d，女性 700 μg/d，乳母 1300 μg/d。

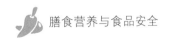

（二）维生素 D

维生素 D 又称为抗佝偻病维生素，是类固醇衍生物，种类很多，其中维生素 $D_2$ 和维生素 $D_3$ 对人类最为重要。

1. 生理功能

（1）促进小肠对钙、磷的吸收。

（2）促进骨质的钙化。

（3）促进肾小管对钙、磷的重吸收，减少钙、磷的流失。

2. 缺乏与过量

维生素 D 摄入不足、日照时间不足，均可引起钙、磷吸收减少，血钙降低，从而影响骨骼钙化，导致骨质软化、变形。婴幼儿期发生佝偻病，表现为骨骼变软，易弯曲，形成"X"或"O"形腿，胸骨外突呈"鸡胸"，头颅变形成"方颅"等；成年人发生骨软化症或骨质疏松症，常有自发性、多发性骨折。维生素 D 过多也会影响身体健康，长期过量食用维生素 D 会引起中毒。

3. 食物来源和供给量

天然食物中维生素 D 含量均较低，含脂肪高的海水鱼、动物肝、奶油、蛋黄等动物性食物中含量相对较多。鱼肝油中维生素 D 的含量极高，其制剂可用于佝偻病的防治。对于婴幼儿来说，适当进行日光浴对促进维生素 D 转化和钙的吸收十分必要。

我国营养学会推荐我国居民膳食维生素 D 参考摄入量：成年人 10 μg/d，老年人 15 μg/d。

（三）维生素 E

维生素 E 又称生育酚，是人体所有生育酚生物活性化合物的总称。维生素 E 属脂溶性生素，是重要的抗氧化剂，对氧十分敏感，易被氧化破坏，油脂酸败可加速维生素 E 的破坏，对碱不稳定，对热及酸稳定，食物中的维生素 E 在烹调时损失不大。

1. 生理功能

（1）抗氧化作用。

（2）能促进毛细血管增生，改善微循环，有利于防止动脉粥样硬化。

（3）预防衰老。

（4）与生育有关，临床上常用维生素 E 治疗先兆流产。

（5）还有调节血液黏度，保护红细胞完整性以及抗癌作用。

2. 缺乏和过量

维生素 E 缺乏在我国人群中比较少见，因为中国膳食中使用植物油的量比较高，植物中含有大量的维生素 E。缺乏维生素 E 时可出现视网膜蜕变、蜡样质色素积累、溶血性贫血、肌无力、神经退行性病变等。

维生素 E 有很多诱人的生理功能，导致很多人服用维生素 E 补充剂，大剂量摄入对健康不利，可能会出现中毒症状，比如肌无力、视觉模糊、恶心、腹痛等。因此不要滥服用维生素 E 制剂。

3. 食物来源和供给量

维生素 E 与维生素 A、维生素 D 不同，它不集中于动物的肝脏，含维生素 E 较丰富的食物有大豆、花生、坚果类、松子、葵花等种子，植物油是维生素 E 的良好来源。此外，肉、鱼、禽、蛋、乳、水果以及几乎所有绿叶蔬菜都含有维生素 E。

我国成人维生素 E 推荐摄入量是 14 mg/d，维生素 E 广泛分布于动植物食品中，因此人体一般不会缺乏。人体可耐受最高摄入量为 800 mg，与推荐量相比差距较大。因此，膳食通过普通摄取维生素 E 一般不会出现过量的现象。

## 二、水溶性维生素

### （一）维生素 $B_1$

维生素 $B_1$，又名硫胺素，抗脚气病因子或抗神经炎因子。维生素 $B_1$ 在酸性环境下比较稳定，遇碱和高温极易被破坏，故在制作油条、麻花等食品时维生素 $B_1$ 几乎全被破坏。

1. 生理功能
（1）参与物质能量代谢。
（2）促进胃肠蠕动。
（3）维持神经肌肉的正常功能。

2. 缺乏与过量

谷物过分加工、贮藏不当，大米过分用水洗涤，烹调弃汤、加碱、高温等，均可使维生素 $B_1$ 有不同程度的损失，导致人体维生素 $B_1$ 摄入不足。长期食用过于精细的面粉和大米，同时又缺少粗杂粮的合理补充，容易造成维生素 $B_1$ 缺乏，可导致脚气病。成人脚气病临床上多表现为水肿、肌肉疼痛、多发性神经炎。主要症状表现为奇痒和脚臭，但是脚臭不一定是脚气病。早期可出现食欲不振、肌肉酸痛、下肢软弱无力等，其症状与缺乏的程度有关。一般分为干性脚气病（以多发性神经炎为主）、湿性脚气病（以下肢水肿和心脏疾病为主）和混合性脚气病（上述两类症状共同出现）。

过量摄入的维生素 $B_1$ 会从尿液中排出体外，一般来说，不会出现过量中毒。

3. 食物来源和供给量

维生素 $B_1$ 广泛存在于天然食物中，主要膳食来源为未精制的谷类食物，随加工精度提高而逐渐减少。最为丰富的来源是葵花籽仁、花生、瘦猪肉、大豆等未精细加工的食物。水果、蔬菜、蛋类、乳品也含有一定量的维生素 $B_1$，但含量较低。

我国营养学会推荐的维生素 $B_1$ 膳食营养参考摄入量：成年男性为 1.4 mg/d，成年女性为 1.2 mg/d，哺乳期妇女为 1.2 ~ 1.5 mg/d。

### （二）维生素 $B_2$

维生素 $B_2$ 又名核黄素，耐热，在酸性条件下较稳定，但在碱性溶液中加热易被破坏。食

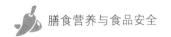

物中的核黄素主要是结合型，对光比较稳定。游离型核黄素对光敏感，不论在中性、酸性或碱性媒质中，游离型核黄素均可被紫外线破坏。

1. 生理功能

（1）参与组织呼吸过程。

（2）促进蛋白质、脂肪和糖类的代谢。

（3）参与体内铁的吸收、贮存与动员。

2. 缺乏与过量

维生素 $B_2$ 缺乏十分常见，并常与其他维生素缺乏相伴，摄入不足、长期透析和酗酒是维生素 $B_2$ 缺乏最常见的原因。维生素 $B_2$ 缺乏主要表现为舌炎、唇炎、脂溢性皮炎及生殖器炎症等。由于维生素 $B_2$ 溶解度低，在肠道吸收有限，所以一般不会出现过量中毒。

3. 食物来源和供给量

维生素 $B_2$ 的良好来源是动物性食物，尤以肝、肾、心、蛋黄、乳类含量丰富，大豆和各种绿色蔬菜也有一定含量，但粮谷类含量较少。

我国营养学会推荐的膳食维生素 $B_2$ 参考摄入量：成年男性 1.4 mg/d，成年女性 1.2 mg/d，孕妇 1.2 ~ 1.4 mg/d，乳母 1.5 mg/d。

### （三）维生素 C

维生素 C 又称为抗坏血酸，易溶于水，不溶于脂肪溶剂，极易被氧化，在碱性环境，加热或与铜、铁共存时极易被破坏，在酸性环境中稳定。维生素 C 易随水流失，在加工、烹调、储存过程中，也容易丢失，尤其是烹调时间过长，采用煮、炸等方法将使维生素 C 大量损失。

1. 生理功能

（1）促进胶原蛋白的合成。

（2）促进铁的吸收。

（3）减少胆固醇在肝内蓄积。

（4）清除体内自由基。

（5）解毒和抗氧化及还原过程。

（6）阻断致癌物 N-亚硝基化合物在体内的合成，因此，具有抗肿瘤作用。

2. 缺乏与过量

维生素 C 缺乏时可引起坏血病。坏血病发病较缓慢，患者多体重减轻、四肢无力、体弱、肌肉关节疼痛、牙龈松肿，牙龈炎或有感染发生，身体的任何部位均可出现大小不等和程度不同的出血、血肿或瘀斑。维生素 C 缺乏还可引起胶原合成障碍，使骨有机质形成不良，导致骨质疏松。坏血病患者若得不到及时治疗，发展到晚期，可引起发热、水肿或肠坏疽而死亡。维生素 C 摄入过多，可以对人体产生毒性作用，还能导致肾病患者形成结石。一般日常膳食不易导致过量维生素 C 中毒，长期过量服用维生素制剂才易导致中毒现象，并造成大剂量维生素 C 的依赖性。

3. 食物来源和供给量

维生素 C 的主要食物来源是新鲜蔬菜与水果。含量丰富的蔬菜有辣椒、菜花、苦瓜、芥菜等，水果中猕猴桃、荔枝、山楂、大枣、柑橘等维生素 C 含量丰富，而苹果、梨含量很少。由于新鲜水果的食用不需要烹调加工，对维生素 C 保护较好，是维生素 C 重要的食物来源。

我国营养学会建议维生素 C 膳食参考摄入量成年人为 100 mg/d。在高温、寒冷、缺氧条件下劳动或生活，经常接触铅、苯、汞的有毒作业工种的人群，某些疾病的患者，孕妇、乳母应适当增加维生素 C 的摄入量。

## 三、相关维生素

人体需要的其他维生素见表 2-2。

表 2-2  人体需要的其他维生素

| 名称 | 生理功能 | 缺乏症 | 食物来源及推荐摄入量 |
| --- | --- | --- | --- |
| 维生素 K | 维持凝血酶原、凝血因子和骨钙素的功能 | 凝血功能异常和出血性疾患 | 绿叶蔬菜，乳及乳制品，肉蛋成人 80 μg/d |
| 烟酸，又称尼克酸、维生素 PP、抗癞皮病因子 | 参与机体能量代谢和细胞生物合成 | 癞皮病，包括皮炎、腹泻、痴呆症。如皮肤出现红斑、舌炎、慢性胃炎、精神错乱、神志不清、痴呆等。以玉米为主食的人群易发生癞皮病 | 烟酸广泛存在于动植物食物中，动物的肝脏中含量尤高。男性 14 mg/d，女性 13 mg/d |
| 维生素 $B_6$ | 参与人体氨基酸代谢 | 缺乏症少见，但有不足症，可出现脂溢性皮炎、神经症状等 | 维生素 $B_6$ 的食物来源广泛，但通常含量不高，以白色肉类、鱼肉中含量相对比较高成人 1.2～1.5 mg/d |
| 维生素 $B_{12}$，又称钴胺素，是唯一含有金属元素钴的维生素 | 参与人体氨基酸的转变过程 | 红细胞性贫血、神经系统受损害 | 维生素 $B_{12}$ 主要来源于动物性食物成人 2.4 μg/d |
| 泛酸 | 脂肪的合成与降解等 | 脂肪合成减少，能量产生不足，生长迟缓，食物利用下降 | 来源于肉类、内脏、蘑菇、鸡蛋等，金枪鱼的鱼子酱含量最高成人 5 mg/d |
| 叶酸 | 参与氨基酸的代谢、DNA 和 RNA 代谢等 | 巨幼红细胞贫血 | 叶酸广泛存在于动植物食物中，动物的肝脏、豆类、坚果及绿叶蔬菜等含量都很丰富成人 400 μg/d |

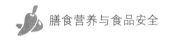

| 名称 | 生理功能 | 缺乏症 | 食物来源及推荐摄入量 |
|---|---|---|---|
| 生物素，又称维生素H、维生素 $B_7$ 等 | 参与人体细胞生长，糖、脂类及氨基酸代谢，DNA生物合成等 | 皮疹、皮炎、肌肉痛、头发稀少、贫血等，缺乏症很少见，长期摄入生鸡蛋时可出现 | 生物素广泛存在于食物中，其中奶类、蛋黄、酵母、肝脏和绿叶蔬菜中含量比较高<br>成人 30 μg/d |

### 四、营养素间的联系

（1）维生素 E、维生素 C 与维生素 A 都有一定的抗氧化作用，而维生素 E 更强。当维生素 E 与维生素 A 同时存在时，维生素 E 能促进维生素 A 在肝脏的贮存。当维生素 E 与维生素 C 同时存在时，能保护维生素 C 不被破坏。

（2）维生素 $B_1$、维生素 $B_2$ 和烟酸等在人体内都参与能量代谢，但分工不同，因此当有一种维生素缺乏时，可能会导致其他两种维生素对人体的生理作用。另外，人体能量摄入的多少与这些维生素摄入量成正比，也就是说摄入能量多的人需要这些维生素的量也更多。

（3）维生素与矿物质的关系。钙的吸收转化离不开维生素 D。维生素 C 可以让铁的消化吸收成倍增长，但由于维生素 C 太容易被氧化，需要有维生素 A 和维生素 E 的保护。另外，叶酸也有促进铁吸收的功能。

# 第七节　水

水是生命之源，是人体内含量最多的成分，分布于机体各种组织中，成人体内水占体重的 65% 左右。

## 一、生理功能

1. 水是维持生命必需的物质

水参与构成人体的基本结构，保持每一部分组织细胞的形态和结构，构成各种体液。

2. 水是各种物质的载体

人体内的各种营养物质和代谢废物都要溶解在水中或利用水做载体来运输。

3. 水可以调节体温

它可以吸收体内分解代谢过程的热能，通过汗液蒸发散发大量热能，使体温维持恒定。

4. 水是人体关节、肌肉及脏器的润滑剂

口腔中的唾液有助于吞咽和消化；泪液有助于眼球的润滑和转动，存于胸腔、腹腔、胃肠道和关节的水分，对器官、关节、肌肉等起到缓冲、润滑、保护作用。

## 二、水缺乏或过量的危害

当人体缺水或者摄入过多时，都会对人体健康产生不利影响。缺水常见的症状就是口渴，并伴有乏力、情绪激动、兴奋等症状，严重时可产生肌肉抽搐、手脚麻木、血压降低、肢体冰凉等；更严重时会因电解质代谢紊乱而抽搐死亡。水摄入过多，表现为乏力、头晕、记忆力下降、注意力不集中等，还会出现胃酸下降、血压上升，严重者血压升高，水肿明显，甚至出现死亡。

## 三、水平衡

健康成人每天需水约 2500 mL，人体需要的水分主要通过 3 个途径得到补充。一是液态水，指人们日常饮用的水，比如饮用水、茶、汤、乳和各种饮料，是人体水的主要来源；二是固态水，是指人们通常所摄食物中所含的水分，如米饭、水果、蔬菜中的水；三是代谢水，食物进入人体后，某些成分在体内氧化或产生的水。每 100 g 营养素在体内代谢产生的水量各不相同，其中蛋白质、糖类、脂类的代谢水分别是 41、60、107 mL。

成人每日的排水量为 2000～2500 mL。排出的方式主要有：肾排出（一般成人每天排出的尿量为 1000～1500 mL）、皮肤蒸发、肺呼出和粪便排出。

水的需要主要受代谢情况、年龄、体力活动、温度、膳食等因素的影响，故水的需要量变化很大。我国营养学会建议成年人每日饮水 1500～1700 mL。另外，乳母需额外增加饮水量。

**知识拓展：**

1. 人体最适宜饮用凉开水

凉开水即自然冷却到 20～25 ℃ 的白开水。凉开水具有的某些种异性生理活性，是许多饮料无法比拟的。习惯于喝凉开水，体内脱氢活性酶较高，消除肌肉中乳酸积累较快，人也不易疲劳。凉开水更容易透过细胞膜，促进新陈代谢，增加血液中血红蛋白的含量，因此有利于改善人体的免疫功能，增强免疫力，从而达到保健的作用。

2. 饮水方法

建议人体每天至少饮 4 次水，每次为 250～300 mL。在喝水时，先将水含于口中，缓一下，让身体内部器官适应水温，然后慢慢咽下，而且一次不可喝太多量，最好分多次慢慢饮用。

（1）早晨起床后人们由于夜间长时间的睡眠而滴水未进，加之尿液的形成以及显性或不显性地出汗等导致体内水分缺乏。因此，起床后适量多饮点水，可补偿一夜之间水的消耗，同时对预防高血压、脑出血、脑血栓的形成也有一定的作用。

（2）上午 10 时左右饮水可补充由于工作流汗及经由尿液排出的水分。

（3）下午 3 时左右饮水可以有效地补充汗水和尿液排泄流失的水分，而且有利于把体内囤积的废物"搬运"出去，防止人体酸性化。

（4）晚上 8 时左右，睡前饮水被视为最适宜的时辰，因睡眠时血液浓度增高，饮水可以冲淡血液，加速血液循环。

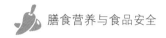

**练习题：**

一、填空题

1. 是构成蛋白质的基本单位，蛋白质的最终产物也是_____。

2. 在营养学上，将蛋白质分为_____、_____、_____三大类。

3. 人体必需氨基酸共有 9 种，分别是：亮氨酸、_____、赖氨酸、_____、苯丙氨酸、苏氨酸、_____、_____和_____。其中_____是婴儿的必需氨基酸。

4. 脂肪一般指中性脂肪，是由_____和_____组成的甘油三酯，又称为_____。

5. 糖类按其结构可分为_____、_____、_____和_____。

6. 人体所需要的能量来源于_____、_____和_____三大产能营养素。

7. 正常成人的能量消耗主要包括_____、_____和_____。

8. 儿童膳食中长期钙缺乏可引起骨骼病变，产生_____。

9. 碘缺乏可引起甲状腺素分泌减少，机体能量代谢降低，影响儿童生长发育，同时会发生甲状腺结构改变，成年人缺碘可引起，俗称"大脖子病"。

10. 维生素 A 又名_____,缺乏时会引起夜盲症和_____；维生素 $B_1$ 又名_____,缺乏时会引起_____；维生素 $B_2$ 又名_____，缺乏时会引起_____；维生素 $B_3$ 又名_____，缺乏时会引起_____；维生素 $B_6$ 又名_____，缺乏时会引起_____；维生素 $B_{12}$ 又名_____，缺乏时会引起_____。

11. 健康成人每天需水约_____,人体需要的水分主要通过_____、_____、_____ 3 个途径得补充。

二、简答题

1. 蛋白质的生理功能是什么？怎么评价蛋白质的营养价值？

2. 脂类的生理功能是什么？怎么评价脂类的营养价值？

3. 糖类的生理功能是什么？

4. 钙的生理功能是什么？

5. 碘的生理功能是什么？

**参考答案：**

1. 氨基酸　氨基酸

2. 完全蛋白质　半完全蛋白质　不完全蛋白质

3. 异亮氨酸　蛋氨酸　色氨酸　缬氨酸　组氨酸　组氨酸

4. 一分子甘油　三分子脂肪酸　三酰甘油

5. 单糖　双糖　寡糖　多糖

6. 碳水化合物　脂肪　蛋白质

7. 基础代谢　体力活动　食物热效应

8. 佝偻病

9. 甲状腺肿大

10. 视黄醇　干眼病　硫胺素　脚气病　核黄素　口角炎　烟酸　癞皮病　吡多素　脂溢性皮炎、神经症状　钴胺素　红细胞性贫血、神经系统受损害

11. 2500 mL　液态水　固态水　代谢水

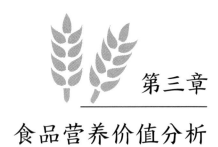

# 第三章

## 食品营养价值分析

### 知识目标

了解各烹饪原料的营养价值。

### 能力目标

掌握主要的烹饪原料（谷类、豆类及制品、蔬菜、禽肉、畜类蛋类及奶类、水产品及果品）的营养价值及烹饪运用方法。

### 情感目标

通过合理的膳食搭配为人体提供更为全面的营养素，从而增进健康。

**引导案例：**

**豆浆好还是牛奶好**

"豆浆好还是牛奶好？"这个问题，人们已经争论了将近两个世纪，也许还会争论下去。下面听听"豆浆派"PK"牛奶派"。

"豆浆派"对"牛奶派"说："蛋白质方面，豆浆和牛奶的含量差不多，豆浆的蛋白质也是优质蛋白质。碳水化合物方面，豆浆的血糖指数为牛奶的一半，牛奶含的是乳糖，可全世界有2/3的人不能吸收乳糖。脂肪方面，豆浆中是植物脂肪，不但不含胆固醇，还可防止动脉硬化，而牛奶含胆固醇。豆浆中的钾、铁、钠都明显高于牛奶，豆浆里还有大豆异黄酮这种特殊成分，能预防乳腺癌等……"

"牛奶派"对"豆浆派"说："豆浆处理不好很容易中毒，因为它含有红细胞凝集素、蛋白酶抑制因子等。牛奶蛋白质比豆浆含量高，而且在质量方面，特别对婴幼儿而言，牛奶蛋白质更好。豆浆中的寡糖也是人体难以消化的，可使人体消化道胀气，而乳糖能调节胃酸，反而促进了人体钙、铁等物质的吸收。豆浆中的钙、维生素A没有牛奶多，除此之外，牛初乳里还有生长因子、牛磺酸……"

案例分析：两派都列举了牛奶和豆浆中蛋白质、脂肪、糖、维生素、无机盐在种类、含量上的差异，不过，两派在营养素的存在状态上都没有涉及，这导致它们都可能出现错误。例如，豆浆中的铁并不是人体容易吸收的血红素铁，同时，熟豆浆中的凝集素、蛋白酶抑制因子也因加热变性会失活。其次，应该把食品与消费食品的对象——人体结合起来考虑。如果对婴儿，牛奶中蛋白质和无机盐的含量是过高了，而豆浆对婴幼儿而言，脂肪和糖的含量又低了。因此，不应该孤立地仅仅从个别营养素的含量多少来判断食品营养价值或安全卫生水平的高低，而是应该从成分在数量、质量及满足或影响人体等方面来全面评价他们。

# 第一节 谷类食品的营养价值分析

谷类主要包括小麦、大米、玉米、高粱、荞麦、小米、燕麦等。在不同国家和地区居民膳食中，谷类的摄入种类及数量有所不同，我国居民膳食以大米和小麦为主，称之为主食，其他的称为杂粮。在我国居民膳食中，50%～60%的能量和50%～55%的蛋白质是由谷类食品提供的，同时谷类食品也是矿物质和B族维生素的主要来源。谷类也是人体蛋白质的主要来源。

## 一、大 米

1. 营养特性

大米的蛋白质含量为8%左右，较其他谷物质量更优。主要表现在以下方面：第一限制氨基酸——赖氨酸含量比其他谷物高；稻米蛋白的氨基酸配比较其他谷物合理；蛋白质利用率高，其生物价和蛋白质功效比值都比其他谷物蛋白质高。可以说，大米是谷类食物中，最好的蛋白质来源。

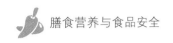

**2. 营养功效**

大米是提供 B 族维生素的主要来源，是预防脚气病、消除口腔炎症的重要食疗资源。米粥具有补脾、和胃、清肺功效。米汤有益气、养阴、润燥的功能，能刺激胃液的分泌，有助于消化，对脂肪的吸收有促进作用。

## 二、小　麦

**1. 营养特性**

小麦在食用时多加工成面粉。其中含碳水化合物约 75%，蛋白质 12%，脂肪 1%～2%。其中各营养物质随面粉加工精度的提高而降低。由于缺乏必需氨基酸中的赖氨酸、色氨酸和苯丙氨酸，因此面粉的蛋白质为非优质蛋白。此外，小麦中还含有丰富的维生素 E 和 B 族维生素，但缺乏维生素 D 和维生素 C。

面粉按加工精度的不同可分为特制粉、标准粉、普通粉和全麦粉。

特制粉也称为精白粉，是加工精度最高的面粉，色白，口感细软，含麸量少，面筋原含量高于 26%，但营养价值低。用特制粉调制的面团，筋力强，适于制作各种精细品种，如花色蒸饺。

标准粉又称"七五粉"，加工精度低于特制粉，含麸量高于特制粉，色稍带黄，色白度和口感适中，面筋质含量大于 24%。可用于制作较精细的面点。

普通粉又称"八五粉"，加工精度低，含麸量高于标准粉，色泽较黄，面筋质含量大于 22%，营养价值较高。一般供制作馒头等家常食品。

全麦粉麸皮全部保留，不筛除，粉色较黄，口感粗糙但营养价值高于以上三类面粉。烹饪中可供直接使用，制作面包、馒头、面条等；也可作为掺粉的配料，用以强化面粉的纤维素、蛋白质、维生素、矿物质的营养。

此外，面粉还可按用途的不同分为面包粉、糕点粉、面条粉等各种专用粉。面包粉又称高筋粉，由硬质小麦粉和部分中硬小麦粉混合而成，蛋白质含量高。用这种面粉制作的面包体积大，松软而有弹性。糕点粉又称低筋粉，是将小麦粒经高压蒸汽加热 2 分钟，使其中的酶失去活性、面筋质被破坏后再制成面粉，因此，糕点粉的吸水力强、黏性小，适合于制作饼干、月饼等糕点。面条粉多由硬质小麦制成，蛋白质含量高，糅合的面团具有较好的延伸性弹性和韧性，可用于面条、水饺、馄饨的制作。

优质面粉的标准为面筋质含量多、色白、新鲜度高、水分含量低、杂质少，无苦味、腐败味、霉味、生虫等现象。

**2. 营养功效**

小麦是我国北方人民的主食，自古就是滋养人体的重要食物。《本草拾遗》中提到："小麦面，补虚，实人肤体，厚肠胃，强气力。"小麦营养价值很高，所含的 B 族维生素和矿物质对人体健康很有益处。进食全麦可以降低血液循环中的雌激素的含量，从而达到防治乳腺癌的目的；对于更年期妇女，食用未精制的小麦还能缓解更年期综合征。

患有脚气病、末梢神经炎者宜食小麦；体虚自汗盗汗多汗者，宜食浮小麦；也适宜妇女回乳时食用。

## 三、小 米

*1. 营养特性*

小米的蛋白质、脂肪及铁的含量均比稻米多，还含有一定量的维生素 $B_1$、维生素 $B_2$ 及胡萝卜素，维生素 E 的含量为稻米、小麦粉的 1.5～3 倍。小米蛋白质氨基酸组成中缺乏赖氨酸，但富含一般谷类缺乏的亮氨酸、色氨酸，蛋氨酸含量也较多。

*2. 营养功效*

（1）小米因富含维生素 $B_1$、$B_{12}$ 等，具有防止消化不良及口角生疮的功效。

（2）可加快人体的新陈代谢，促进肠道蠕动，帮助消化。

（3）小米也是非常养胃的食物，可缓解胃痛，缓和胃酸，降低肠道疾病的发生概率。

（4）具有滋阴养血的功效，可以促进产后恢复。

（5）降低血糖，分解、平衡体内脂肪，对高血糖和高血脂的患者尤其适用。

## 四、玉 米

*1. 营养特性*

玉米粉中脂肪平均含量在 3%～4%，比大米、小麦粉高 3 倍左右，且脂肪中含较丰富的亚油酸。蛋白质含量较低，一般只有8%左右。玉米蛋白质中因缺乏必需氨基酸中的赖氨酸、色氨酸等，故蛋白质营养价值不高。玉米含有较多的烟酸，不能被人体吸收。因此，长期以玉米为主食的地区，容易因缺乏烟酸而引起癞皮病。

*2. 营养功效*

（1）含有膳食纤维，能刺激胃肠蠕动、加速粪便排泄，可防治便秘、肠炎、肠癌等。

（2）含丰富的天然维生素 E，有保护皮肤、促进血液循环、降低胆固醇、减轻动脉硬化和脑功能衰退的功效。

（3）玉米含有的黄体素、玉米黄质，可以有效地预防眼睛老化。

（4）有利尿降压、止血止泻、助消化的作用。

（5）玉米可降低人体血液胆固醇含量，预防高血压和冠心病的发生。

## 五、燕 麦

*1. 营养特性*

蛋白质和脂肪含量在谷类中居首位，尤其是亚油酸与维生素 E 含量丰富。

*2. 营养功效*

由于燕麦中含大量可溶性纤维素，所以燕麦具有良好的降血脂和降胆固醇的保健作用，但多食易引起腹胀。

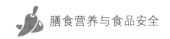

## 六、荞　麦

1. 营养特性

荞麦粉不仅蛋白质含量丰富，高达 15.3%，而且氨基酸的构成比较平衡。赖氨酸的含量是籼米的 2.7 倍、小麦粉的 2.8 倍。脂肪含量是稻米、小麦粉的 5 ~ 6 倍，脂肪中富含亚油酸。维生素和钙、磷、铁等矿物质的含量也比较丰富。

2. 营养功效

荞麦粉的最大营养特点是含有"芦丁"和苦味素，"芦丁"是治疗高血脂和高血压的良药。中医认为荞麦味甘、性凉，有开胃、宽肠、下气、消积等功效。

**知识拓展：**

### 谷物混吃好处多

粮谷类是小麦、稻米、谷子、玉米、高粱、荞麦等的总称，是人类膳食中含碳水化合物最丰富的食物，是膳食能量的主要来源。多种谷物掺和在一起吃要比单吃一种好，而且掺和的谷物种类越多越好，因为这样能发挥营养素的互补作用，尤其是钙、铁、锌、硒和 B 族维生素及氨基酸之间的互补作用，使营养更全面和更均衡。特别是以玉米或高粱为主食时，更应该搭配一些其他种类的谷物和豆类食物。从事中等体力活动的成年人每人每天应吃粮谷类食物 300 ~ 500 g。

# 第二节　薯类营养价值分析

薯类是我国仅次于谷类的碳水化合物的重要来源，常见的包括马铃薯、红薯、木薯等。由于薯类富含碳水化合物，通常将其作为主食，又由于薯类含高水分、高维生素、高矿物质、高膳食纤维，有时又被视为蔬菜。

## 一、红　薯

1. 营养特性

红薯又称为番薯、红苕、白薯等，在我国栽培面积大，常为山区人民主食。鲜薯中水分的质量分数为 73% ~ 82%，碳水化合物高于马铃薯，为 15.2% ~ 29.5%。其蛋白质的含量较马铃薯低，为 0.8% ~ 1.8%。红薯含有丰富的膳食纤维、胡萝卜素、维生素 A、维生素 B、维生素 C、维生素 E 以及钾、铁、铜、硒、钙等 10 余种微量元素和亚油酸等，被营养学家称为营养最均衡的保健食品。红薯所含的纤维素虽不如菜叶多，但以水溶性纤维为主，总纤维含量也不少，比谷类食物高。故是预防便秘，尤其是老年性便秘较好的食物

2. 营养功效

红薯除能为人体提供充分的糖类和热量之外，最主要的营养特点是含有大量的钙、镁等

元素，这些元素在体内代谢最终的产物呈碱性，对维持人体酸碱平衡有利。对人体器官的黏膜有特殊的保护作用；可抑制胆固醇的沉积，保持血管弹性；防止肝肾中结缔组织萎缩，预防胶原病的发生。红薯是理想的减肥食品，能量只有大米的 1/3，其富含纤维素和果胶，具有阻止糖分转化为脂肪的特殊功能，具有减肥、健美、防止亚健康、通便排毒的功效。

## 二、马铃薯

### 1. 营养特性

马铃薯对栽培条件要求不高，产量大，欧美一些国家多用作主食，我国部分地区则粮菜兼用。每 100 g 马铃薯块茎含水分 75～82 g，淀粉 17.5 g，糖 1.0 g，粗蛋白 2.0 g，马铃薯还含有丰富的维生素 C、B 族维生素和胡萝卜素等。马铃薯蛋白质的赖氨酸、色氨酸丰富，所以蛋白质质量高，接近动物蛋白。

维生素 C 的含量可与蔬菜相比，同时膳食纤维多。发芽和青色马铃薯含有剧毒物，应特别注意。

### 2. 营养功效

马铃薯是一种兼有粮食、蔬菜和肉类优点的食物。对调解消化不良有特效，是胃病患者的良药及优质保健品。马铃薯淀粉在人体内吸收速度慢，是糖尿病患者的理想食疗蔬菜；含有大量的优质纤维素，促进肠道蠕动，保持肠道水分，可以预防便秘和癌症等；钾的含量极高，每周吃五六个马铃薯，患中风、心脏病的概率下降 40%；有预防神经性脱发的作用，用新鲜马铃薯片反复涂擦脱发的部位，对促进头发再生有显着的效果。另外，马铃薯中还有一种能防止脂肪和胆固醇沉积的粘蛋白，对防止心血管疾病也有好处。

## 三、山　药

### 1. 营养特性

山药又名大薯、薯蓣等，以块茎供食。块茎中水分的质量分数为 76.7%～82.6%，碳水化合物 14.4%～19.9%，蛋白质 1.5%～1.9%。山药含有皂苷、黏液质，有润滑的作用；含有黏液蛋白，有降低血糖的作用；含有维生素及微量元素，能有效阻止血脂在血管壁的沉淀，预防心血管疾病，有益志安神、延年益寿的功效。干制山药对慢性肠炎、糖尿病等有辅助疗效。

### 2. 营养功效

山药肉质细嫩，含有极丰富的营养保健物质。《本草纲目》认为山药能"益肾气、健脾胃、止泻痢、化痰涎、润毛皮"。近些年来的研究表明，山药具有诱导产生干扰素，增强人体免疫功能的作用。其所含胆碱和卵磷脂有助于提高人的记忆力，常食之可健身强体、延缓衰老，是人们所喜爱的保健佳品；临床上常用来防治脾胃虚弱、食少体倦、泄泻等病症；山药含有多种营养素，有强健机体、滋肾益精的作用，可益肺气，养肺阴，防治肺虚咳嗽久咳之症；山药还可用于防治糖尿病，是糖尿病患者的食疗佳品。

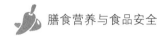

## 四、木 薯

### 1. 营养特性

木薯淀粉容易被人体消化吸收，是一种优质淀粉。在鲜薯中淀粉含 25%~30%，在薯干中约含 80%。在氨基酸组成上，赖氨酸及色氨酸相对较多，而缺乏蛋氨酸和胱氨酸。木薯块根粗纤维含量少（1%~2%），脂肪含量低，钙、钾含量高而磷低，含有植酸和少量的维生素 C、维生素 A、维生素 $B_1$、维生素 $B_2$。但霉变腐烂的木薯有剧毒。

### 2. 营养功效

木薯最主要的用途是作粮食，在热带地区的发展中国家，木薯是最大的粮食作物。新鲜块根毒性较大，食用木薯中毒的报道很多。中毒症状轻者恶心、呕吐、腹泻、头晕，严重者呼吸困难、心跳加快、瞳孔散大，以至昏迷，最后抽搐、休克，因呼吸衰竭而死亡。

# 第三节　豆类营养价值分析

豆类包括各种豆科栽培植物的可食种子，包括各种颜色的大豆，也包括红豆、绿豆、豌豆、蚕豆等各种富含淀粉的杂豆。豆类与谷类结构不同，其营养成分主要在籽粒内部的子叶中，因此在加工中除去种皮不影响营养价值。

## 一、绿 豆

### 1. 营养特性

蛋白质含量为 18%~23%，碳水化合物除淀粉外，还含有纤维素、糊精和戊聚糖等。

### 2. 营养功效

绿豆性味甘凉，有清热解毒之功。绿豆的药理作用为降血脂、降胆固醇、抗过敏、抗菌、抗肿瘤、增强食欲、保肝护肾。

绿豆粉有显着降脂作用，绿豆中含有一种球蛋白和多糖，能促进动物体内胆固醇在肝脏分解成胆酸，加速胆汁中胆盐分泌和降低小肠对胆固醇的吸收。

## 二、蚕 豆

### 1. 营养特性

营养价值丰富，含 8 种必需氨基酸。碳水化合物含量 47%~60%，蛋白质含量丰富，且不含胆固醇，可以提高食品营养价值，预防心血管疾病。

### 2. 营养功效

传统医学认为蚕豆味甘、性平，可补中益气，健脾益胃。

知识拓展：

### 有人不能吃蚕豆

蚕豆中含有两种对人体健康有危害的物质，即蚕豆嘧啶葡萄糖苷和葡萄糖苷蚕豆素。这两种糖苷可以分别水解产生香豌豆嘧啶和异氨基巴比妥。这两种产物就可以使红细胞中的还原型谷胱甘肽迅速氧化而减少，最终导致红细胞膜的破坏而发生溶血作用。所以"蚕豆病"是以溶血性贫血为主要特征的疾病。其症状有体衰、乏力、苍白、黄疸及血红蛋白尿。蚕豆病的患者主要是地中海地区的居民，有 2/3 的蚕豆病患者是因为吃了新鲜或干的蚕豆而发病，另外 1/3 的人是食用了蒸煮过的蚕豆而发病。目前还没有很好的加工方法能去除蚕豆中的这两种糖苷。

## 三、红　豆

#### 1. 营养特性

蛋白质含量为 19%～23%，胱氨酸和蛋氨酸为其限制性氨基酸。脂肪为 1%～2%，碳水化合物 55%～60%，大约一半为淀粉。

#### 2. 营养功效

红豆富含维生素 $B_1$、$B_2$，蛋白质及多种矿物质，有补血、利尿、消肿、促进心脏活化等功效。红豆具有清热解毒、健脾益胃、利尿消肿、通气除烦等功能。

## 四、豌　豆

#### 1. 营养特性

蛋白质含量为 20%～25%，以球蛋白为主；脂肪 1%，碳水化合物 57%～60%。幼嫩的青豌豆中含有一定量的蔗糖，因而带有甜味。豌豆中 B 族维生素较为丰富，幼嫩籽粒还含有少量维生素 C。钙、铁在豌豆中较多，但消化吸收率不高。

#### 2. 营养功效

在豌豆荚和豆苗的嫩叶中富含维生素 C 和能分解体内亚硝胺的酶，可以分解亚硝胺，具有抗癌防癌的作用。在荷兰豆和豆苗中含有较为丰富的膳食纤维，可以防止便秘，有清肠作用。

## 五、大　豆

#### 1. 营养特性

大豆蛋白质含量为 35%～40%，是植物性食品中含蛋白质最多的食品，每千克黄豆中蛋白质含量相当于 2 kg 瘦猪肉、3 kg 鸡蛋或 12 kg 牛奶中的蛋白质含量，被人们赞为"植物肉"。大豆蛋白质属于优质蛋白质，其中富含谷类蛋白质所缺乏的赖氨酸，是谷类极佳的蛋白质互补食品。

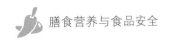

大豆含脂肪 15%~20%，且不饱和脂肪酸占 85%，其中亚油酸含量最多，为 51%~57%，亚麻酸为 2%~10%，磷脂约 1.64%。此外，还含有部分豆固醇。

大豆含碳水化合物 25%~30%，其中只有一半是能被机体消化吸收的淀粉、阿拉伯糖、半乳聚糖和蔗糖，而另一半是人体不能消化吸收的棉籽糖、水苏糖等低聚糖和纤维素。

大豆含有丰富的钙、磷、铁，其中钙含量高出谷类 10 倍以上。大豆含有丰富的 B 族维生素、胡萝卜素。大豆属于碱性食物。

2. 营养功效

大豆的主要成分大豆蛋白能降低胆固醇含量，人体推荐摄入量为每日 25 g。除蛋白质外，大豆中所含的异黄酮近年来引起了人们的广泛注意。大豆异黄酮可减轻雌激素的促细胞增殖作用，从而减少与雌激素有关的癌症如乳腺癌发生的危险，异黄酮还有抗溶血、抗真菌、抗细菌及抑制肿瘤等功能。

大豆中的棉籽糖、水苏糖等低聚糖虽然是肠胀气因子，但它们可以促进肠道双歧杆菌等有益菌的繁殖，可通便清肠、降低胆固醇和保护肝脏。

大豆蛋白质的消化率受不同加工烹调方法的影响，整粒熟大豆（炒豆、煮豆），因蛋白质被细胞壁包裹难与消化液接触，大豆中的抗胰蛋白酶因加热不充分又未被彻底破坏，故其蛋白质的消化率仅为 65.3%，但加工成豆浆后可达 84%，制成豆腐可提高到 92%~96%。这是因为在加工中经水泡、磨碎、过滤、煮沸等工序而使蛋白质变性，抗胰蛋白酶被彻底破坏、纤维素也被去除，于是就大大提高了蛋白质的消化率。

大豆和绿豆经发芽制成豆芽后，除含有大豆原有营养成分外，还产生了抗坏血酸，在蔬菜淡季时，豆芽是补充人体抗坏血酸的良好来源。大豆芽中含天门冬氨酸较多，常用来吊汤增鲜。

豆腥味的产生是由于大豆脂肪氧化酶氧化不饱和脂肪酸如亚油酸、亚麻酸引起的。豆芽生长中禁止使用尿素等化肥。

# 第四节　蔬菜水果类营养价值分析

蔬菜和水果的共同特点是含水量高而蛋白质和脂肪含量低，含维生素 C 和胡萝卜素，含有各种有机酸、芳香物、色素和膳食纤维等。蔬菜水果因富含钾、钙、镁等成碱性元素，故为碱性食物，其有助于体内的酸碱平衡。果蔬中的有机酸能增进食欲，有利于食物的消化，对维生素 C 还具有保护作用。

按照不同的来源和植物学部位，通常将蔬菜分为叶菜类、根茎类、瓜茄类、鲜豆类和菌藻类。所含营养素因其种类不同差异较大。水果种类很多，根据果实的形态和生理特征可分为果仁类、核果类、浆果类、柑橘类和瓜果类等。新鲜水果的营养价值与新鲜蔬菜相似，是人体矿物质、膳食纤维和维生素的重要来源之一。

## 一、叶菜类蔬菜

### 1. 营养特性

叶菜类食物包括白菜、菠菜、油菜、韭菜、苋菜等，蛋白质含量较低，一般为 1%～2%，脂肪含量不足 1%，糖类含量为 2%～4%，膳食纤维含量约为 1.5%。叶菜类是胡萝卜素、维生素 $B_2$、维生素 C、矿物质及膳食纤维的良好来源。绿叶蔬菜及橙色蔬菜维生素含量较为丰富，特别是胡萝卜素的含量较高，维生素 $B_2$ 含量虽不是很丰富，但在我国居民膳食中仍是维生素 $B_2$ 的主要来源。维生素 C 在菜花、西兰花、芥蓝等含量较高；维生素 $B_1$、烟酸和维生素 E 的含量普遍较谷类和豆类低，与其水分含量高有关。矿物质含量在 1% 左右，种类较多，包括钾、钠、钙、镁、铁、锌、铜、锰等，是膳食矿物质的主要来源。

### 2. 营养功效

蔬菜中含有一些酶类、杀菌物质和具有特殊功能的生理活性成分。如萝卜中含有淀粉酶，生食时有助于消化；大蒜中含有植物杀菌素和含硫化合物，具有抗菌消炎、降低胆固醇作用；洋葱、甘蓝、西红柿等含有的类黄酮物质为天然抗氧化剂，除具有清除自由基、抗衰老、抗肿瘤、保护心脑血管等作用外，还可保护维生素 C、维生素 A、维生素 E 等不被氧化破坏。

## 二、根茎类

### 1. 营养特性

根茎类食物主要包括萝卜、藕、山药、芋头、葱、蒜、竹笋等。根茎类蛋白质含量为 1%～2%，脂肪含量不足 0.5%，糖类含量相对较高，低者为 3% 左右，高者可达 20% 以上。膳食纤维的含量比叶类低，约为 1%。胡萝卜中含胡萝卜素最高，每 100 g 中可达 4130 pg。硒的含量以大蒜、芋头、洋葱、马铃薯等为高。

### 2. 营养功效

根茎类食物清热润肺，凉血行瘀。生用防治热病心烦、口渴喜饮，胃热津伤、噎嗝反胃，衄血、吐血、便血。熟用健脾开胃，止泻固精，防治脾胃虚弱、消化不良、少食腹泻、痢疾便血、食欲差、出血等。

## 三、瓜茄类

### 1. 营养特性

瓜茄类食物包括冬瓜、南瓜、丝瓜、黄瓜、茄子、西红柿、辣椒等。瓜茄类因水分含量高，所以营养素含量相对较低。蛋白质含量为 0.4%～1.3%，脂肪微量，糖类含量为 0.5%～0.9%，膳食纤维含量在 1% 左右，胡萝卜素含量以南瓜、西红柿和辣椒为高，维生素 C 含量以辣椒、苦瓜较高。西红柿中的维生素 C 受有机酸保护，损失很少，且食入量较多，是人体维生素 C 的良好来源。辣椒中还含有丰富的硒、铁和锌，是一种营养价值较高的食物。

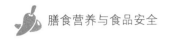

2. 营养功效

瓜茄类具有清热化痰，除烦止渴，利尿消肿，化瘀散血，预防痰热咳嗽、血热便血、痔疮出血或大便不利、热病烦渴或消渴、水肿、小便不利等功效。

## 四、鲜豆类

1. 营养特性

鲜豆类食物包括毛豆、豇豆、四季豆、扁豆、豌豆等，与其他蔬菜相比，营养素含量相对较高。蛋白质含量为 2%～14%，平均 4% 左右；脂肪含量不高，除毛豆外，均在 0.5% 以下；糖类的含量在 4% 左右；膳食纤维的含量为 1%～3%；胡萝卜素含量普遍较高，每 100 g 鲜豆类食物胡萝卜素的含量大多在 200 pg 以上。除此，还含有丰富的钾、钙、铁、锌、硒等。鲜豆类食物中核黄素含量与绿叶蔬菜相似。

2. 营养功效

鲜豆类含蛋白质、脂肪、淀粉、磷、钙、铁、维生素 B1、维生素 B2、烟酸等成分，具有健脾和胃、补肾止带等功效。

## 五、菌藻类

1. 营养特性

菌藻类食物包括食用菌和藻类食物。食用菌是指供人类食用的真菌，有 500 多个品种，常见的有蘑菇、香菇、银耳、木耳等品种。藻类是无胚、自养、以孢子进行繁殖的低等植物，供人类食用的有海带、紫菜、发菜等。菌藻类植物富含蛋白质、膳食纤维糖类、维生素和微量元素。

2. 营养功效

菌藻类食物除了提供丰富的营养素外，还具有保健作用。研究发现，蘑菇、香菇和银耳中含有多糖物质，具有提高人体免疫功能和抗肿瘤的作用。

香菇中所含的嘌呤，可抑制体内胆固醇的形成和吸收，促进胆固醇分解和排泄，有降血脂作用。黑木耳能抗血小板聚集和降低血液凝固，减少血液凝块，防止血栓形成，有助于防治动脉粥样硬化。海带因含有大量的碘，临床上常用来治疗缺碘性甲状腺肿。

## 六、鲜果类

1. 营养特性

鲜果种类很多，主要有苹果、橘子、桃、梨、杏、葡萄、香蕉和菠萝等。新鲜水果的水分含量较高，营养素含量相对比较低。蛋白质、脂肪含量一般均不超过 1%，糖类含量差异较大，低者为 5%，高者可达 30%。硫胺素和核黄素含量不高，胡萝卜素和抗坏血酸含量因品种不同而异，其中含胡萝卜素最高的水果为柑橘、杏和鲜枣；含维生素 C 丰富的水果为鲜枣、草莓、橙、柑橘、柿子等。矿物质含量除个别水果外，相差不大，其中枣中铁的含量丰富，白果中硒的含量较高。

2. 营养功效

水果中不仅含有丰富的维生素和矿物质，还含有大量的非营养物质，可以防病治病。如梨有清热降火、润肺去燥等功能，对于肺结核、急性或慢性气管炎和上呼吸道感染患者出现的咽干喉痛、痰多而稠等有辅助疗效；但产妇、胃寒及腹泻者不宜食用。

## 七、坚果类

1. 营养特性

坚果以种仁为食用部分，因外覆木质或革质硬壳，故称坚果。坚果中蛋白质含量多在12%～22%，其中有些蛋白质含量更高，如西瓜子和南瓜子中蛋白质含量达 30%以上；脂肪含量较高，多在 40%左右，其中松子、杏仁、榛子、葵花子等达 50%以上。坚果类富含必需脂肪酸，是优质的植物性脂肪，糖类的含量较少，多在 15%以下，但栗子和莲子中含量较高，在 40%以上。坚果类是维生素 E 和 B 族维生素的良好来源，包括维生素 B、烟酸和叶酸等。坚果富含钾、镁、磷、钙、铁、锌、硒、铜等矿物质，铁的含量以黑芝麻为最高。坚果中锌的含量普遍较高。

2. 营养功效

许多水果常含各种芳香类物质、有机酸和色素，使其具有特殊的香味和颜色。此外，水果中还含有一些生物活性物质，使其具有抗氧化、抗炎、抗衰老、抗肿瘤、免疫调节、降低血脂、保护心脑血管等作用。

## 八、干果类

1. 营养特性

干果是新鲜水果经过加工晒干制成，如葡萄干、杏干、柿饼等。由于加工的影响，维生素损失较多，尤其是维生素 C。除个别水果外，大部分矿物质含量相差不大。

2. 营养功效

干果便于运输，别具风味，有一定的食用价值。水果中的糖类主要以双糖或单糖形式存在，所以食之甘甜。

干果类可以直接食用，营养价值较鲜果略差。一般作为糕点类辅料使用，很少用于制作菜肴。

**知识拓展：**

### 多吃水果蔬菜有益于健康

新鲜的水果和蔬菜除了能为人体提供肉、奶、蛋、鱼、粮谷类、硬果类等所不能提供的维生素 C 和叶酸外，还含有多种植物化学物质，这些物质在人体内具有抗氧化作用，可以清除自由基，发挥保健作用。美国的癌症研究专家在 156 项膳食研究中发现有 128 项研究证明了吃水果和蔬菜对人体具有显着的抗癌防癌作用。另外，水果和蔬菜中的抗氧化成分可以有效地延缓智力和体力的衰老。如对老龄妇女的研究发现，血液中西红柿红素（来源于西红柿）水平低的人"自我照顾"能力（如洗澡、穿衣、行走、吃饭等）差。

蔬菜、水果的种类不同，含有的抗氧化成分就不同。如花椰菜除含有丰富的维生素 C、类胡萝卜素、槲皮素、谷胱甘肽和芦丁外，还含有萝卜子素，多吃花椰菜的人患直肠癌、肺癌及心血管疾病的危险性显着降低。卷心菜也具有强大的抗氧化作用。研究表明，每周吃一次卷心菜的人患直肠癌的危险性是每月吃一次卷心菜的人的 66%。胡萝卜中的 $\beta$-胡萝卜素是重要的抗氧化物质，血液中 $\beta$-胡萝卜素水平低的人更容易患心脏病和各种癌症，哈佛大学的一项研究发现每周至少吃 5 次胡萝卜的妇女患中风的危险性可以降低 68%。菠菜含有丰富的类胡萝卜素和芦丁等抗氧化物质，可以有效地抵抗癌症、心脏病、高血压、中风、老年性视网膜黄斑变性等。菠菜中的叶酸含量也很高，对脑和动脉的健康很重要。西红柿中含有丰富的西红柿红素，具有延缓老年人智力与体力衰老的作用，最近意大利的一项调查发现，吃大量生西红柿的人患消化道肿瘤的危险性可降低 50%。鉴于大量的肯定性研究结果，营养学家提出以下几点建议：

（1）每天至少吃 500 g 水果和蔬菜。

（2）蔬菜水果的种类越多越好。

（3）尽可能选择新鲜的水果和蔬菜。

（4）多吃深颜色的水果和蔬菜，颜色搭配得越多越好。

（5）避免对水果、蔬菜的过度加工。

# 第五节　畜禽肉类营养价值分析

肉类食品种类很多，膳食中人们常用的畜禽肉类有猪、牛、羊肉和鸡、鸭、鹅肉等，包括肌肉、脂肪组织、内脏（心、肝、肾、胃、肠）、脑、舌等脏器及其制品。肉类食物吸收率高，饱腹作用强，滋味鲜美，含有多种风味物质，可烹调成各式菜肴，色、香、味俱全，具有较高的食用价值。畜禽肉类食品的营养成分随动物种类、年龄、部位及肥瘦程度的不同而有显着差异。

肉味非常香美是因为肉中含有"含氮浸出物"（含氮浸出物是一些能溶于水的非蛋白含物质的总称），如肌凝蛋白原、肌肽、肌酸、肌酐、嘌呤碱和少量的游离氨基酸等，这些浸出物越多，味道越浓，促进胃酸和唾液分泌的作用也就越强，这些都有利于对蛋白质和脂肪的消化。

## 一、猪　肉

### 1. 营养特性

猪肉是人们餐桌上重要的动物性食品之一。因为猪肉纤维较为细软，结缔组织较少，肌肉组织中含有较多的肌间脂肪，因此，经过烹调加工后肉味特别鲜美。在畜肉中，猪肉的蛋白质含量最低，脂肪含量最高。瘦猪肉含蛋白质较高，每 100 g 可含高达 29 g 的蛋白质，含脂肪 6g。经煮炖后，猪肉的脂肪含量还会降低。猪肉含有丰富的 B 族维生素，猪肉还能提供人体必需的脂肪酸。猪肉性味甘咸，滋阴润燥，可提供血红素（有机铁）和促进铁吸收的半胱氨酸，能改善缺铁性贫血。猪排滋阴，猪肚补虚损、健脾胃。

**2. 营养功效**

肥肉主要含脂肪，并含少量蛋白质、磷、钙、铁等；瘦肉主要含蛋白质、脂肪，维生素 $B_1$、$B_2$，磷、钙、铁等，后者含量较肥肉多。用于温热病后，热退津伤，口渴喜饮；肺燥咳嗽，干咳痰少，咽喉干痛；肠道枯燥，大便秘结；气血虚亏，羸瘦体弱。

## 二、牛 肉

**1. 营养特性**

牛肉富含蛋白质，氨基酸组成比猪肉更接近人体需要，能提高机体抗病能力，对生长发育及术后、病后调养的人在补充失血、修复组织等方面特别适宜，寒冬食牛肉可暖胃，是该季节的补益佳品。

**2. 营养功效**

牛肉有补中益气、滋养脾胃、强健筋骨、化痰息风、止渴止涎之功效，适宜于中气下隐、气短体虚、筋骨酸软、贫血久病及面黄目眩之人食用；水牛肉能安胎补神，黄牛肉能安中益气、健脾养胃、强筋壮骨。

## 三、羊 肉

**1. 营养特性**

羊肉中含有丰富的脂肪、维生素、钙、磷、铁等，特别是钙、铁的含量显着地超过了牛肉和猪肉中的含量，且胆固醇含量低，是滋补身体的绝好食品。羊肉肉质细嫩，容易被消化，同时羊肉还可以增加消化酶，保护胃壁和肠道，从而有助于食物的消化。羊肉有补肾壮阳的作用，适合体虚畏寒的人食用。

**2. 营养功效**

羊肉性温热，补气滋阴、暖中补虚、开胃健力，在《本草纲目》中被称为补元阳益血气的温热补品。冬季食用羊肉，可收到滋补和防寒的双重效果，羊肉被人们誉为冬季的滋补肉。凡有发热、牙疼、口舌生疮、发热等症状的人应少食。高血压、肝病、急性肠炎或其他感染性疾病的人应少食。吃过羊肉之后不能马上喝茶，否则会导致排便不畅或便秘。

## 四、兔 肉

**1. 营养特性**

兔肉属高蛋白质、低脂肪、少胆固醇的肉类，质地细嫩，味道鲜美，营养丰富，与其他

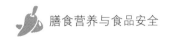

肉类相比较，具有很高的消化率（可达85%），兔肉富含大脑和其他器官发育不可缺少的卵磷脂，有健脑益智的功效；常吃兔肉，可强身健体，但不会增肥，因此也称为"保健肉""荤中之素""美容肉"等。每年深秋至冬末味道更佳。

2. 营养功效

兔肉营养价值高，肌质纤维细嫩，容易消化吸收，脂肪和胆固醇的含量低，但蛋白质、赖氨酸、色氨酸、卵磷脂、矿物质、烟酸等含量却很高，在猪、牛、羊、鱼、兔、几种动物食品中兔肉的蛋白质含量最高，脂肪最低，最适合高血压、心血管病、糖尿病等患者以及期望减肥的人食用。《本草纲目》中记载："兔肉辛平无毒，补中益气，主治热气湿痹，止渴健脾，能凉血、解热毒、利大肠"。老年人和体弱者，尤其是肾气亏损、精血不足、阴虚阳痿、精神萎靡不振的人，常食兔肉有祛病健身作用。

## 五、鸡 肉

1. 营养特性

鸡肉味道鲜美且有营养。鸡的营养物质大部分为蛋白质和脂肪，但鸡肉中欠缺钙、铁、胡萝卜素、硫胺素、核黄素、烟酸以及各种维生素和粗纤维，如果长期将鸡肉当作主食食用且不摄入其他瓜果蔬菜及粮食易导致身体亚健康。

科学调查认为，鸡肉食用量对人体，尤其是老年人、女性的健康有重大影响。营养学家指出，由于人们一天中会食用各种食物，平均起来，鸡肉中的胆固醇含量最高。胆固醇会极大增加心脑血管疾病的诱发概率，如果老年人、女性每天都吃鸡肉，那么势必会有多余的胆固醇存积在体内，这不但不利于健康，也会增加心脏病、脑血栓诱发的概率。另外某些不法商贩在鸡饲料中添加激素，导致鸡肉中激素残留，也会影响人体健康。孕妇食用了含有激素的鸡，会导致回奶、过度肥胖；还会导致未成年人性早熟。

2. 营养功效

温中补脾，益气养血，补肾填精。防治：脾胃虚弱，食少反胃，腹泻，水肿；病后气血不足，体弱乏力，头晕心悸，或产后缺乳；肾虚所致的小便频繁，遗精，耳鸣耳聋，月经不调；疮疡久不愈合等。

## 六、鸭 肉

1. 营养特性

鸭肉的营养价值很高，蛋白质含量比畜肉高得多。而鸭肉的脂肪、碳水化合物含量适中，特别是脂肪均匀地分布于全身组织中。鸭肉中的脂肪酸主要是不饱和脂肪酸和低碳饱和脂肪酸，含饱和脂肪酸量明显比猪肉、羊肉少。有研究表明，鸭肉中的脂肪不同于黄油或猪油，其饱和脂肪酸、单不饱和脂肪酸、多不饱和脂肪酸的比例接近理想值，其化学成分近似橄榄油，有降低胆固醇的作用，对防治心脑血管疾病有益，对于担心摄入太多饱和脂肪酸会形成动脉粥样硬化的人群来说尤为适宜。

2. 营养功效

益气补虚：其肉性味甘、寒，入肺胃肾经，有大补虚劳、滋五脏之阴、清虚劳之热、补血行水、养胃生津、止咳自惊、清热健脾、虚弱浮肿等功效；治身体虚弱、病后体虚、营养不良性水肿。滋阴：入药以老而白、白而骨乌者为佳。用老而肥大之鸭同海参炖食，具有很强的滋补功效，炖出的鸭汁，善补五脏之阴和虚痨之热。

一般人群均可食用。适用于上火、体质虚弱、食欲不振、大便干燥和水肿的人或营养不良癌症患者。胃部冷痛、腹泻清稀、腰痛及寒性痛经以及肥胖、动脉硬化、慢性肠炎患者应少食；感冒患者不宜食用。

## 七、鹅　肉

1. 营养特性

鹅肉含蛋白质，脂肪，维生素 A、B 族维生素，烟酸，糖。其中蛋白质的含量很高，同时富含人体必需的多种氨基酸以及多种维生素、微量元素矿物质，并且脂肪含量很低。鹅肉营养丰富，脂肪含量低，不饱和脂肪酸含量高，对人体健康十分有利。同时鹅肉作为绿色食品于 2002 年被联合国粮农组织列为 21 世纪重点发展的绿色食品之一。

2. 营养功效

鹅肉性平、味甘；归脾、肺经。具有益气补虚、和胃止渴、止咳化痰，解铅毒等作用。适宜身体虚弱、气血不足、营养不良之人食用。补虚益气，暖胃生津。凡经常口渴、乏力、气短、食欲不振者，可常喝鹅汤，吃鹅肉，这样既可补充老年糖尿病患者营养，又可控制病情发展。还可治疗和预防咳嗽病症，尤其对治疗感冒和急慢性气管炎、慢性肾炎、老年浮肿、治肺气肿、哮喘痰壅有良效。特别适合在冬季进补。

## 八、鸽　肉

1. 营养特性

鸽子的品种很多，按用途可以分为肉用鸽、通信鸽、观赏鸽。肉用鸽也称菜鸽，体型大、生长快、繁殖能力强、肉质好。肉用鸽的最佳食用时期是出壳后 25 天左右，此时又称乳鸽，肉质尤为细嫩，属于高档原料。

鸽子的营养价值极高，既是名贵的美味佳肴，又是高级滋补佳品。鸽肉为高蛋白、低脂肪食品，蛋白含量为 24.47%，它所含的钙、铁、铜等矿物质及维生素 A、维生素 B、维生素 E 等都比鸡、鱼、牛、羊肉的含量高。鸽肝中含有最佳的胆素，可以帮助人体很好地利用胆固醇，防止动脉硬化。鸽肉里含有丰富的泛酸，对防止脱发、白发和未老先衰等都有很好疗效。鸽肉里含有丰富的软骨素，可增加皮肤弹性，改善血液循环，加快伤口愈合。鸽子肉的脂肪含量仅为 0.3%，低于其他肉类，是人类理想的食品。鸽子蛋被人称为"动物人参"，含有丰富的蛋白质。我国民间有"一鸽胜九鸡"的说法。每次半只（80 ~ 100 g），天天吃没问题的！

2. 营养功效

鸽肉不但营养丰富，且还有一定的保健功效，能防治多种疾病，《本草纲目》中记载"鸽

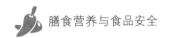

羽色众多，唯白色入药"，从古至今中医学认为鸽肉有补肝壮肾、益气补血、清热解毒、生津止渴等功效。现代医学认为：鸽肉壮体补肾、生机活力、健脑补神，能提高记忆力，降低血压，调整人体血糖，养颜美容，皮肤洁白细嫩，延年益寿。

**知识拓展：**

### "丰盛"的宴席

龙之肝，凤之髓，豹之胎，猩之唇，驼之峰，熊之掌，鸮之炙，鲤之尾，山之珍，海之馔，说不尽八珍滋味——这是中国古典文学中古代皇帝"赐宴"时的丰盛片段描写。

人类捕猎动物为食的历史非常悠久，驯养动物更是使人类走上了文明之路。人类已经形成了追求肉食美感的饮食习惯。法国烹调大师曾经说过："烹饪更主要的就是对肉类原料加工，即使是非肉类原料也要尽量模仿为肉食的口感。"无独有偶，中国作为以种植业为主的农业大国，畜牧业相对落后，对动物性原料格外推崇，很多厨师重"红案"轻"白案"。古代中国皇帝的"赐宴"，几乎都是"丰盛"的动物性原料，甚至有虚拟的、幻想的"动物"，而珍稀的、野生的动物物种便不足为奇了。目前，中国已经成为世界第一大畜肉生产大国，仅仅猪肉的年产量就达到 1 亿吨。从现代营养学来看，所有的动物原料，其营养功能的本质是一样的，即补充植物原料所缺乏的优质蛋白和一些微量营养素。然而，从食品安全卫生角度看，动物性原料比植物性原料有更大的或潜在的生物性危害，新的食源型疾病和食源型危害的病源很多是动物性食品，"疯牛病""SARS""禽流感"和"猪链球菌"等就是例子。从维持地球的生态环境和保护珍稀生物物种方面来看，在饮食中追求"珍、稀、缺、精、贵"的原料，更是不好的饮食习惯，应该坚决抵制，应该从常见原料品种选料。

# 第六节　水产品类营养价值分析

水产品种类繁多，仅鱼类就有约 3 万种。还有软体类、甲壳类、海兽类和藻类等众多海洋生物。作为膳食的水产品种类主要有鱼、虾、蟹、贝类、藻类等，可提供丰富的优质蛋白质、脂肪和脂溶性维生素。

## 一、鱼　类

鱼类可以分为淡水鱼和咸水鱼，营养价值和禽肉类相近，属于营养价值较高的一类食品。

1. 营养特性

鱼类的蛋白质含量为 15% ~ 25%。必需氨基酸种类齐全，属于完全蛋白。并且肌肉纤维短，肉质细嫩。消化吸收率优于禽肉类。属于优质蛋白质的来源。

脂类含量平均为 1% ~ 11%，分布差异大。鱼类脂肪多为不饱和脂肪酸，熔点低，消化率高，部分海鱼（沙丁鱼、金枪鱼）和洄游鱼（三文鱼）还含有大量丰富的 EPA 和 DHA，对动脉粥样硬化和降低胆固醇有预防作用。

无机盐含量丰富，主要有钙、磷、铁、锌、碘等。水产品的碘含量是禽肉类的 10~15 倍，尤其是海鱼中的锌和碘基本是淡水鱼的两倍，是预防和治疗碘缺乏的良好食物。

鱼类是维生素 B 族、和脂溶性维生素 A、维生素 D、维生素 E 的良好来源，鱼的肝脏中含有大量的维生素 A 和维生素 D，是药品维生素 A 和维生素 D 的重要来源。

2. 营养功效

中医认为，绝大部分鱼类味甘，性平或温。有温补的功效。从营养学上讲，鱼类富含优质蛋白，吸收利用率高，含人体必需的脂肪酸和脂溶性维生素。是人类膳食中的理想食品。

## 二、虾类、蟹类、贝类

虾、蟹、贝类在江、河、湖、海中都有分布，种类繁多，常见的有对虾、海蟹、河蟹、牡蛎、扇贝、贻贝、蛤蜊、鲍鱼等。

1. 营养特点

蛋白质含量一般在 15%~20%，如对虾含蛋白质约 20.6%，河蟹约 15.7%，扇贝约 14.8%。分子中的氨基酸组成较全面，故属于优质蛋白质。

脂类平均含量为 1%~3%，分子中多为不饱和脂肪酸，如对虾脂肪中含不饱和脂肪酸约 60%，与鱼类相似，脂肪呈液态，易被人体消化吸收。

虾、蟹、贝类富含钙、铁、磷、钾、碘、锌、等，是无机盐的理想来源。

虾、蟹、贝类是维生素 $B_2$ 的良好来源，如海蟹约 0.5 mg/100 g、河蟹约 0.7 mg/100 g、田螺约 0.4 mg/100 g、蛤蜊约 0.9 mg/100 g。维生素 A 也很丰富。维生素 $B_{12}$ 的含量也较高。

2. 营养功效

虾含蛋白质、脂肪、维生素 A、维生素 $B_1$、维生素 $B_2$、烟酸、钙、磷、铁等。性味归经：味甘，性温，入肝、肾经。

蟹含蛋白质、脂肪、维生素 A、维生素 $B_1$、维生素 $B_2$、烟酸、钙、磷、铁、谷氨酸、脯氨酸、组氨酸、精氨酸、微量的胆甾醇等。性味归经：味咸，性寒，入肝、胃经。

## 三、两栖爬行类和软体类

两栖爬行类主要有乌龟、甲鱼和蛙类等。软体类主要有鱿鱼、章鱼、海参等。

1. 营养特点

两栖爬行类动物蛋白质含量都比较丰富，平均 17% 左右，和鱼类营养成分接近。并且味道鲜美，有药用价值。具有养筋、滋阴、活血等功效。是大病初愈、身体虚弱的人的良好食材。

软体类蛋白质含量丰富，平均含量为 17% 左右，和虾蟹类营养成分接近，属于优质蛋白。并且含氮浸出物高，特别鲜美，是一类不可多得的增鲜类原料。

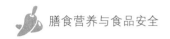 

**知识拓展：**

#### 死了的水产品怎么保存

水产品类的动物原料水分含量高，蛋白质丰富。很容易腐败变质产生大量的组胺，引发人体组胺中毒。所以水产品在不能活养情况下-1 ℃保存可以保存 5～15 d，–25 ℃ 以下可以保存半年。

#### 鱼翅的营养价值很高吗？

鱼翅是鲨鱼或鳐鱼的鳍干制而成，蛋白质含量在85%左右。但是缺少人体必需色氨酸，属于不完全蛋白。单说营养价值不如鱼类。但是比较稀少，所以名贵。但是不能说明其营养价值高。

# 第七节　蛋类营养价值分析

蛋类主要包括鸡蛋、鸭蛋、鹅蛋、鹌鹑蛋、鸽子蛋等，其营养和结构基本相同。其中鸡蛋是我国的消费量很大的一类食品，也是营养极其丰富的一类食品。

## 一、鸡　蛋

1. 营养特性

蛋类的结构基本相同，以鸡蛋为例主要包括蛋壳、蛋清、蛋黄三部分。一般情况下其蛋壳占总重量的 11%～13%，蛋清占总重量的 54%～58%，蛋黄占总重量的 30%～35%。蛋黄和蛋清比例因鸡蛋的品种和大小略有差异。土鸡比洋鸡的蛋黄比例要大一些，个头大的鸡蛋蛋清比例要大一些。

鸡蛋中含蛋白质 12%～15%。鸡蛋中含的蛋白质能提供人体所需的全部氨基酸，并且必需氨基酸含量比例非常接近人体所需，其蛋白质生物价 94，是最理想的天然食物蛋白（仅次于母乳），所以鸡蛋常常被看作参考蛋白。含脂类 10%～15%，基本全部存在于蛋黄中。鸡蛋中还富含铁、磷、钙、钠等多种矿物质和维生素 A、维生素 B 族、维生素 D 等。

2. 营养功效

中医认为鸡蛋性平，味甘。有滋阴，润燥，养血，安胎之功效。适宜体质虚弱、营养不良、贫血的人及妇女产后病后调养；适宜婴幼儿发育期补充营养。一般来说，孩子和老人每天一个，青少年及成人每天两个比较适宜。

## 二、鸭　蛋

1. 营养特性

鸭蛋的蛋白质含量与鸡蛋类似。但是其蛋白质中含铁较高，蛋黄中胆固醇含量较鸡蛋略高，维生素含量高于鸡蛋。

**2. 营养功效**

蛋黄中富含卵磷脂，具有降低血胆固醇的作用，并能促进脂溶性维生素的吸收。

**知识拓展：**

### 为什么散养鸡生的蛋黄要比集中喂养的鸡生的蛋黄颜色要深

从营养学上来说散养鸡生的蛋和集中喂养的鸡生的蛋营养成分差别不大，仅仅微量元素有很小的差别。但是散养鸡能吃到（摄入）更多的青草料，富含大量的胡萝卜素，所以蛋黄颜色更深。而集中喂养的鸡相对吃到（摄入）青草料的概率小，胡萝卜素摄入量也少，所以颜色浅。如果集中喂养的鸡人工添加了胡萝卜素，蛋黄的颜色也会加深。

# 第八节　乳类营养价值分析

乳和乳制品是营养价值较高的食品之一，是其他任何食物所难以代替的。所有哺乳动物生命的最初几个月，都完全依靠吸吮乳汁获取生长发育所必需的养分。除婴儿应以母乳喂养为最佳之外，人类食用的乳类食品以牛乳占绝对优势，因而在论述乳类营养价值时以牛乳为代表。乳制品的产品形态多种多样，按照我国食品工业标准体系，可划分为液体乳制品、乳粉、乳脂、炼乳、干酪、冰激凌和其他乳制品 7 大类。

乳类营养素种类齐全、组成比例适宜、容易消化吸收、营养价值较高，是优质天然食品，能满足婴幼儿迅速生长发育的全部需要，也是各年龄组健康人群及特殊人群（如婴幼儿、老人和患者等）的理想食品。我国居民乳类食品的消费量明显低于世界平均消费量水平，因此，增加我国居民乳类食品的消费量，对于提高优质蛋白质、钙及维生素的供给，增强整个民族身体素质具有重要意义。

## 一、牛　乳

**1. 营养特征**

牛乳及其制品是膳食中蛋白质、钙、磷、维生素 A、维生素 D 和维生素 B2 的重要供给来源之一。其中含水分 85%～88%，含有丰富的蛋白质、脂肪、糖类、维生素和矿物质。在各种成分中，以乳糖和矿物质的含量较为恒定，其他成分受到奶牛品种、哺乳期、所喂的饲料和各种环境因素的影响而有波动。在各种乳汁成分中，乳脂肪变化幅度最大，蛋白质次之。常见的乳制品有消毒牛乳、奶粉、炼乳、复合乳、奶油、奶酪等。因加工工艺的不同，乳制品的营养素含量有很大的差异。

## 二、消毒牛乳

**1. 营养特性**

牛乳含水分 85%～88%，含有丰富的蛋白质、脂肪、糖类、维生素和矿物质。在各种成

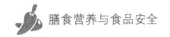

分中，以乳糖和矿物质的含量较为恒定，脂肪和蛋白质含量固定。

2. 营养功效

牛乳的营养成分齐全，组成比例适宜，容易消化吸收，有丰富的优质蛋白质、脂肪、矿物质、维生素等可以满足人体所需，营养价值高，最适合患者、幼儿、老人食用。滋润肺胃，补气养血，润肠通便。对肺胃阴虚，口干咽燥，烦渴多饮、多食善饥、反胃；气血不足，神疲乏力，少气懒言，头晕目眩，心悸失眠，面色少华；脾胃虚弱；肠燥、阴亏，大便干燥秘结等有一定的预防作用。

## 三、炼　乳

1. 营养特性

浓缩乳，营养价值与鲜乳相同，高温处理后形成的软凝乳块以及均质后变小的脂肪球均有利于消化吸收。

2. 营养功效

甜炼乳加蔗糖浓缩后，糖分过高，食用时需加水稀释，造成蛋白质等营养因素含量相对降低，故不宜喂养婴幼儿。

淡炼乳浓缩均质后脂肪球被击破，增加了与酪蛋白的结合乳化，比牛乳易消化，加等量水后与鲜乳相同，适合喂养婴儿。

## 四、酸　乳

1. 营养特性

加热鲜乳后接种嗜酸乳酸菌发酵制成，营养成分易消化吸收，Ca、Fe、P 的吸收率高。

2. 营养功效

酸乳会刺激胃酸分泌，抑制肠道内一些腐败菌的生长繁殖，调整肠道菌群，防止腐败胺类对人体产生不利影响。

酸乳中存在的乳糖被发酵成乳酸，对"乳糖不耐症"患者而言，不会出现腹痛、腹泻现象。酸乳是适宜消化道功能不良、婴幼儿和老年人食用的食品。

乳酸会变得太酸，口感变差。容器最好选市场上卖的那种冰箱兼用保鲜盒，这种容器密封效果好，酸乳不易变质。做酸乳时不要放糖，吃时再放口感更好。

**知识拓展：**

### 为什么喝牛奶前要先吃一点馒头、饼干或糕点

因为牛奶是液体，在胃的停留时间比较短，吃了馒头、饼干或糕点后可以让牛奶吸附其中，在胃中停留时间增加，让牛奶中的营养成分更好地消化。其次馒头、饼干或糕点中含有大量的碳水化合物，可以节约牛奶中的蛋白质。

# 第九节 食用油营养价值分析

食用油脂可分为植物油和动物油。常见的植物油包括菜籽油、大豆油、花生油、芝麻油、葵瓜子等;常见的动物油包括猪油、牛油、鱼油等。植物油脂肪含量通常在 99% 以上,此外含有丰富的维生素 E,少量的钾、钠、钙和微量元素。动物油的脂肪含量在未提炼前一般为 90% 左右,提炼后,也可以达到 99% 以上。动物油所含的维生素 E 不如植物油高,但含有少量的维生素 A,其他营养成分与植物油相似。

## 一、菜籽油

### 1. 营养特性

菜籽油是以油菜籽为原料压榨而来的油。传统菜籽油亚油酸含量 10%~20%,亚麻酸含量 5%~15%,芥酸含量 25%~55%。由于芥酸大量存在,曾引起营养学领域的极大争议。有研究发现,用占膳食能量 5% 菜籽油(含芥酸 45%)的食物喂养幼鼠,其心肌出现脂肪沉积和纤维组织形成,但是也有人认为中国和其他一些国家已经食用菜籽油多年,并未出现类似的现象。尽管芥酸对人体的有害作用缺乏充足的科学依据,但很多科学家仍建议谨慎对待。

### 2. 营养功效

菜籽油味甘、辛、性温,可润燥杀虫、散火丹、消肿毒,临床用于蛔虫性及食物性肠梗阻,效果较好。人体对菜籽油的吸收率很高,可达 99%,因此它所含的亚油酸等不饱和脂肪酸和维生素 E 等营养成分能很好地被机体吸收,具有一定的软化血管、延缓衰老之功效。由于榨油的原料是植物的种实,一般会含有一定的种子磷脂,对血管、神经、人脑的发育十分重要。菜籽油的胆固醇含量很少或几乎不含胆固醇。

## 二、花生油

### 1. 营养特性

花生油具有独特的花生气味和风味,色浅质优,可直接用于制造起酥油、人造奶油和蛋黄酱,因为花生油具有良好的氧化稳定性,是良好的煎炸油。但花生中含少量的磷脂,若不将其去除,在煎炸食品时易起泡沫而溢锅,因此必须将其中大部分磷脂去除才能用于煎炸食品。花生油的脂肪酸组成比较独特,含有 6%~7% 的长碳链脂肪酸,因此花生油在冬季或冰箱中一般呈固体或半固体,熔点为 5 ℃,比一般的植物油高。

### 2. 营养功效

花生油味甘、性平,入脾、肺、大肠经;可补脾润肺、润肠下虫;花生油熟食,有润肠、逐虫之功效,可预防蛔虫性肠梗阻。中国预防医学科学院经研究证实,花生油含锌量是色拉油、粟米油、菜籽油、豆油的许多倍。花生油中还含有多种抗衰老成分,有延缓脑功能

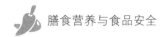

衰老的作用。花生油还具有健脾润肺、解积食、驱脏虫的功效。营养专家还在花生油中发现了 3 种有益于心脑血管的保健成分：白藜芦醇、单不饱和脂肪酸和 $\beta$-谷固醇，实验证明，这几种物质是肿瘤类疾病的化学预防剂，也是降低血小板聚集、防治动脉粥样硬化及心脑血管疾病的化学预防剂。花生油是中老年人理想的食用油脂之一，花生油中的胆碱，还可改善人脑的记忆力，延缓脑功能衰退。

## 三、大豆油

### 1. 营养特性

豆油是利用大豆经过溶剂浸出而获得，其主要脂肪酸组成是：亚油酸 50%～55%，油酸 22%～25%，棕榈酸 10%～12%，亚麻酸 7%～9%。大豆油富含维生素 E，但是经过脱臭处理后，大部分维生素 E 以脱臭馏出物的形式被分离出去。精炼豆油中维生素 E 的含量为 60～110 mg/100 g，同时使豆油的不饱和脂肪酸含量提高，所以豆油也极易氧化酸败。

### 2. 营养功效

豆油在储存过程中会出现色泽加深的现象，这种现象比其他油脂要明显得多。大豆油味甘辛，性热，微毒，具有驱虫、润肠的作用，可预防肠道梗阻、大便秘结不通等。它还能够预防多种疾病，肠胃不好的人群可以多食用一些大豆油。

## 四、玉米油

### 1. 营养特性

玉米油又称玉米胚芽油、粟米油。玉米胚芽占全玉米粒 7%～14%，胚芽含油 36%～47%。玉米胚芽油的脂肪酸组成为：饱和脂肪酸占 15%，不饱和脂肪酸占 85%，在不饱和脂肪酸中主要是油酸及亚油酸，其比例约为 1∶12.5。玉米油的脂肪酸组成一般比较稳定，亚油酸含量为 55%～60%，油酸含量 25%～30%，棕榈酸 10%～12%，硬脂酸 2%～3%，亚麻酸含量极少（2%以下），其他如豆蔻酸。玉米不同部分提取的脂肪酸组成略有差别，与其他部分相比，胚芽油的亚油酸含量较高，饱和脂肪酸含量较低。玉米油的亚油酸含量高，其降低血清胆固醇的效能优于其他油脂。玉米油富含维生素 E，虽然不饱和程度高，但是热稳定性好。

### 2. 营养功效

食用玉米油能预防皮肤细胞水分代谢紊乱和皮肤干燥、鳞屑肥厚等病变，具有"柔肌肤美容貌"的作用。玉米油中富含维生素 E，维生素 E 是天然的抗氧化剂，可保护亚油酸双键不被氧化，有加速细胞分裂繁殖、防止细胞衰老、保持机体青春常在的功效；并能抑制脂质在血管中沉淀形成血栓，预防动脉粥样硬化，长期食用能增强肌肉和血管功能，维持生殖器官正常功能和机体抵御能力。玉米油中含较多的维生素 A，具有预防干眼病、夜盲症、皮肤炎、支气管扩张及抗癌作用。

## 五、芝麻油

### 1. 营养特性

芝麻油是我国最古老的食用油之一,产量位居世界之首。芝麻品种众多,有白、褐、黄及黑色等,各类芝麻平均含油 45%~58%。芝麻油的主要脂肪酸组成与花生油和棉籽油相似,含饱和脂肪酸 20%,不饱和脂肪酸中油酸和亚油酸基本相当。芝麻油的脂肪酸组成比较简单,典型的组成为:棕榈酸 9%,硬脂酸 4%,油酸 40%,亚油酸 46%,其他如亚麻酸等含量较少。芝麻油的维生素 E 含量不高,但是它的稳定性很高,保质期也很长,这是由于粗油中含有 1%左右的芝麻酚、芝麻素等天然抗氧化剂。芝麻油一般不作为烹调油使用,通常作为凉拌菜用油。

### 2. 营养功效

芝麻油富含营养素,其中富含的亚油酸、棕榈酸等不饱和脂肪酸,能保护血管。所含的卵磷脂也很丰富,不仅滋润皮肤,而且可以祛斑,尤其可以祛除老年斑。所含维生素 E 具有抗氧化作用,可以保肝护心,延缓衰老。

中老年人久用芝麻油,可以预防脱发和过早出现白发,如果便秘久治无效,每天早晚都喝一小口芝麻油便可见效。芝麻油对口腔溃疡、牙周炎、牙龈出血、咽喉发炎均有很好的改善作用。芝麻油还是一种促凝血药,对血小板减少性紫癜有一定效果。

芝麻油具有浓郁香气,食用少量就能弥补"餐中无油"的缺憾,还可起到软化血管等特殊保健功效,对消化功能减弱的老年人来说,也可增进食欲。食用芝麻油一般每天 10~20 g 即可,但因芝麻油中油脂含量丰富,提供热量多,高血压、糖尿病、高脂血症患者不宜多食,以免病情加重,有慢性腹泻者也应少食,以免加重腹泻。

## 六、橄榄油

### 1. 营养特性

橄榄油被誉为"油中的贵族""液体黄金",是迄今所发现的油脂中最适合人体营养的油脂。橄榄油是营养素保存最为完整的油脂。橄榄油含单不饱和脂肪酸达 80%以上,主要是油酸,比其他任何植物油都要高,还含有对心血管健康有益的角鲨烯、谷固醇及丰富的维生素A、D、E、K 和胡萝卜素等脂溶性维生素及抗氧化物,还可为人体提供多种常量元素、微量元素和维生素。同时,由于油橄榄树高大健壮,抗病虫能力强,不需要喷施化肥、农药等,故橄榄油在生产过程中未经过任何化学处理,其在国际上被公认为食用油中的"绿色食品";同时其固有的营养物质得以完好保存,使其营养价值始终保持高水准。加之不含胆固醇,使很多人免除进食橄榄油的后顾之忧。

### 2. 营养功效

有研究发现,进食橄榄油可减少胃酸分泌,降低患十二指肠溃疡等疾病的风险,并可刺激胆汁分泌,激化胰酶的活力,使油脂降解,减少胆囊炎和胆结石发生的风险。同时,橄榄油在人体的消化效率高达 94%,高居各种油类之首。世界卫生组织的调查结果表明,以橄榄油为主要食用油的希腊和意大利等国,心血管系统疾病和癌症发病率较低。究其原因,这与

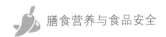 

当地居民长期食用橄榄油有密切关系。所以，橄榄油被国际公认为最具魅力的"保健食用油"和新世纪最有希望的"防癌食品"。

## 七、猪 油

### 1. 营养特性

猪油是指从猪的特定内脏的蓄积脂肪（猪杂油）及腹背部等皮下组织中提取的油脂（猪板油）。内脏蓄积的脂肪一般较硬，腹背部等皮下组织中的脂肪较软，前者的熔点高，后者的熔点低。猪油中含有 100 mg/100 g 左右的胆固醇，精制猪油中胆固醇的含量要降低一半。猪油中的饱和脂肪酸和胆固醇的含量很高，具有独特的风味，在我国主要用于烹调煎炸油和糕点起酥油使用。

猪油中的天然抗氧化剂的含量很低，致使其保质期很短，但是可以通过添加维生素 E 等抗氧化剂来延长它的储存期。

### 2. 营养功效

猪油味甘、性凉、无毒，有补虚、润燥、解毒的作用，可预防脏腑枯涩、大便不利、燥咳、皮肤皲裂等症。可药用内服、熬膏或入丸剂。外用作膏油涂敷患部，主治手足皲裂。

# 第十节　饮料类营养价值分析

饮料是指经过定量包装的，供直接饮用或者按一定比例用水冲调或冲泡饮用的，乙醇含量不超过 0.5% 的制品。客观上起到了补充水分和一定营养成分的作用。常用的饮料类包括酒类、茶类和软饮料类，软饮料类又可分为饮用水类、碳酸饮料类、果蔬饮料类、蛋白饮料类和功能饮料类。

## 一、酒类营养特性

酒类根据来源可以分为发酵型、蒸馏型和配制型。其营养成分差别很大。

### 1. 啤 酒

啤酒是以大麦等原料，加入麦芽使其糖化，过滤后加啤酒花煮沸，加入酵母发酵，再经过滤、杀菌而成的含二氧化碳的饮料。酒精的体积分数为 2%～5.6%，含有 17 种氨基酸和 12 种维生素，其中核黄素、尼克酸较丰富。由于蛋白质、氨基酸、糖类、脂肪等营养素丰富，有"液体面包"之称。一瓶 500 mL 的啤酒可提供极轻体力劳动者每日所需热量的 1/4。

### 2. 葡萄酒

葡萄酒以葡萄为原料，经破碎、压榨、发酵、成熟等工序制成。有红葡萄酒和白葡萄酒两种。葡萄酒酒精一般为 11%～15%，每 100 g 葡萄酒可提供 150～380 kJ 的热量，含有易被人体吸收的葡萄糖、果糖、氨基酸、维生素、矿物质，还有丹宁酸和抗氧化物质，是对人体健康很有益的饮料。

3. 黄　酒

黄酒以糯米等为原料发酵而成，酒精度为 15% 左右。黄酒含有糊精、有机酸、氨基酸、酯类、维生素等，是一种营养价值较高的饮料。

4. 蒸馏酒

以五谷杂粮的果实为原料经过发酵、蒸馏而成。其酒精度数很高，可达 30% ~ 65%。可供能量 1000 ~ 1600 kJ，含有醇类、酸类、酮类、酯类等不同风味的物质。世界六大著名的蒸馏白酒有白兰地、威士忌、金酒、朗姆酒、伏特加和中国白酒。

## 二、茶类饮料营养特性

茶类饮料是我国人民最早饮用的一种饮料，其口感的差别与茶叶的产地、季节、品种、规格有很大关系。所含主要成分相差不大，有茶碱（即咖啡因）、鞣质（一种多酚衍生物）、微量元素和 B 族维生素等。

## 三、软饮料类营养特性

软饮料类包括饮用水类、碳酸饮料类、果蔬饮料类、蛋白饮料类和功能饮料类。

（1）饮用水类包括矿泉水、白开水、苏打水等。是人体最好的补水来源。含有人体所需的微量元素。

（2）碳酸饮料类主要由水、二氧化碳、香精、色素和大量的糖构成。可以说是高糖垃圾食品。

（3）果蔬饮料类加入了一定比例的果蔬原汁。含有少量的蛋白质、维生素、矿物质和膳食纤维。有一定的营养价值。但是也含有大量的糖和食品添加剂。

（4）蛋白饮料类是以大豆花生或乳品作为原料的一种加工型饮料。蛋白质含量相对较高，富含脂肪、维生素、矿物质，营养价值有所增加。

（5）功能饮料中添加营养素的成分，在一定程度上能调节人体功能的饮料。如红牛、脉动等等。主要添加的营养素为糖、维生素、无机盐和氨基酸。

## 四、饮料类营养功能

（1）少量饮酒可以促进人体的血液循环。葡萄酒还有抗氧化和减少心血管病发病率的功效。

（2）茶是一种温和的兴奋剂，对人体有兴奋、止头痛及利尿作用。茶多酚可以抗氧化（抗癌）和防止龋齿。

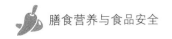

## 练习题：

一、填空

1. 大米的蛋白质含量为 8% 左右，较其他谷物质量更优。主要表现在以下方面：第一限制氨基酸_____含量比其他谷物高。

2. 长期以玉米为主食的地区，容易因缺乏尼克酸而引起_____。

3. 由于燕麦中含大量_____，所以燕麦具有良好的降血脂和降胆固醇的保健作用，但多食易引起腹胀。

4. 已腐烂、霉烂或生芽较多的马铃薯，因含过量_____，极易引起中毒，故不能食用。

5. 荞麦粉的最大营养特点是含有"_____"和苦味素，"_____"是治疗高血压的良药。

6. 大豆和绿豆经发芽制成豆芽后，除含有大豆原有营养成分外，还产生了_____。

7. _____、_____、_____是水果中的主要有机酸，有机酸的含量因水果种类、品种和成熟度不同而有较大区别。

8. 畜禽肉的碳水化合物含量很低，为 0.2%~4%，主要以_____形式贮存于肌肉和肝脏中。

二、思考题：

1. 豆类蛋白质的营养价值怎样？将大豆加工成豆制品有什么好处？

2. 畜禽肉类的营养价值如何？什么是含氮浸出物？含氮浸出物主要含哪些成分？它的作用是什么？

3. 乳类的营养价值特点与分析。

4. 蛋类的营养价值特点与分析。

## 参考答案：

一、填空

1. 赖氨酸　2. 癞皮病　3. 可溶性纤维素　4. 龙葵素　5. 芦丁　芦丁

6. 抗坏血酸　7. 柠檬酸　苹果酸　酒石酸　8. 糖原

二、思考题（略）

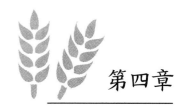

# 第四章
## 平衡膳食指南与膳食结构分析

### 知识目标

掌握平衡膳食概念；熟悉膳食宝塔内容；熟悉烹调中营养素的损失途径。

### 能力目标

掌握平衡膳食条件；运用膳食指南；做到合理烹调。

### 情感目标

认识平衡膳食的重要意义，学会运用科学知识指导自己、帮助他人养成正确的饮食习惯。

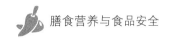

**案例一：**

在 2007 年 7 月 11 日青岛市南区某公司的开业庆典上，人们看到了令人担忧的一幕：仪式开始不到 6 分钟，站在人群前面的一位身材高挑的礼仪小姐就用手捂住眼睛，身体微微地左右摇晃。幸好旁边的助理及时发现，上前将女孩扶到一边休息。没有想到，在接下来的 20 分钟里，又有两位瘦高个儿礼仪小姐体力不支，晕倒在地。接二连三的这类场面让组织者颇为尴尬，观众也纷纷感叹：半个小时就晕倒 3 人，现在的女孩子身体怎么那么差呀！

据负责组织司仪小姐的张女士解释，为了减肥，她们一天到晚几乎不吃饭。她说，以前做礼仪模特的时候，关键看身材是否匀称，而现在的女孩子一味追求骨感美，都快成竹竿了，她们却还在减肥。曾有 1 名 19 岁的时装模特儿因过度节食两次骨折，医生警告说，如果再过度节食，很有可能站不起来。因过度节食，体重在短期内下降过快，影响了骨密度，导致骨质疏松。盲目减肥、过分消瘦对健康的危害一般表现为内分泌失调、贫血、消化性疾病、脱发、骨折、不孕等。

因此，保持正常体重，用健康的饮食观念指导日常膳食，将会对健康有多么重要的意义！

随着社会经济的发展，人们生活水平不断提高，尤其在我国进入小康社会后，人们的饮食观念已从"吃饱"转向"吃好"，开始考虑"吃什么""怎么吃""吃多少"等问题。怎样才能吃得科学，如何以膳食营养促进健康已成为人们追求的目标。但由于对营养学知识的缺乏，人们往往不能真正了解是否"吃好"，许多人误认为"好吃"就是"吃好"，只要多吃肉、鱼、禽、蛋、奶等富含蛋白质、脂肪的食物就算吃好。基于这种想法，富含脂肪的动物性食物被过分地摄入，导致肥胖症、高血脂、糖尿病等与膳食营养摄入不当有关的疾病的发病率显著提高。因此，要讲究"吃好"，也就是要讲究合理营养，人们就必须掌握平衡膳食的知识。

# 第一节　平衡膳食概念与构成要点

## 一、平衡膳食的概述

### 1. 定　义

平衡膳食是指膳食中热能和各种营养素含量充足，种类齐全，比例适当；膳食中供给的营养素与机体的需要量两者之间应保持平衡。膳食的结构要合理，既能满足机体的生理需要；又应避免因膳食构成比例失调和某些营养素过量而引起机体不必要的负担与代谢上近期或远期的紊乱。人体约需要 42 种以上的营养物质，包括各类蛋白质、脂肪、碳水化合物、各种维生素、各种矿物质、必需微量元素和水。能构成 42 种以上营养物质的膳食必须由多种多样的食物来源提供。

### 2. 营养特点

（1）保证三大营养素的合理比例，即碳水化合物占总能量的 50%～65%、蛋白质占 10%～15%、脂肪占 20%～30%。

（2）碳水化合物主要由谷类、薯类和淀粉食品构成，应控制食糖及其制品。

（3）脂肪要以植物油为主，减少动物脂肪。脂肪中饱和脂肪酸、单不饱和脂肪酸和多不饱和脂肪酸之间的比例一般为 1∶1∶1。

（4）蛋白质中应有 1/3 以上的优质蛋白（动物蛋白和大豆蛋白），若以氨基酸为基础计算，成年人每日供给的蛋白质中，20%需要由必需氨基酸来供给，以维持氮平衡，10~12 岁儿童需要有 33%，婴儿需要有 39%，以保证生长发育的需要。

（5）维生素要按供给量标准配膳，有特殊需要者另外增加。

（6）膳食中钙磷比例也要适当，2∶1~1∶2 的比例基本符合机体的吸收及发育，若维生素 D 营养状况正常，不必严格控制钙磷比例。

## 二、平衡膳食的构成

要满足身体的各种营养需求，有足够的热能维持体内外的活动；有适量的蛋白质供生长发育、身体组织的修复更新，维持正常的生理功能；有充分的无机盐参与构成身体组织和调节生理机能；有丰富的维生素以保证身体的健康，维持身体的正常生长发育，并增强身体的抵抗力；有适量的膳食纤维，用以维持正常的排泄及预防某些肠道疾病；有充足的水分以维持体内各种生理程序的正常进行。

实现合理膳食的基本条件：

1. 膳食中各营养素的供给应满足个体的需要

人体摄入营养物质的种类、数量、质量，以及相互之间的比例，都要适应个体不同生理状态的实际需要，充分供给人们劳动、生活过程中所消耗的能量和营养素，满足人体新陈代谢、生长发育和调节各种生理功能的需要。例如，人体每天摄入的酸性食物和碱性食物的平衡；纤维素虽不能被人体消化和吸收，却能帮助消化和排便等等。

2. 食物必须对人体无害、无毒，有营养价值

各种食物必须新鲜、干净，符合食品安全标准，不能被有毒物质污染，比如不能携带有各种微生物病原体、寄生虫卵和化学毒素等。如果膳食中含有各种有毒物质，并超过每天允许的摄入量，即使是人体所需的能量和各类营养物质都符合要求，同时是营养平衡的膳食，也不能达到合理营养的目的，反而会影响到人体的健康，使人们染上各种疾病。目前，人们越来越关注食物中的食品添加剂、农药残留以及霉菌毒素的污染等与食品安全有关的问题，所以，保证食品的安全是实现平衡膳食、合理营养的关键。

3. 食物应多样并且感官良好

各种各样的食物所含的营养成分不尽相同，没有任何一种单一的食物能提供给人体需要的全部营养素。因此每日膳食要选择搭配多样的食物，满足人体对各种营养素的需要量。食物若能保证良好的色、香、味、形等感官性状，就能给用膳者带来一种赏心悦目的感觉，从心理上刺激用膳者消化液的分泌，促进食欲，提高食物的消化率。

4. 为用餐者提供良好的用餐环境

中国宴席很早就讲究"四美"（指良辰、美景、赏心、悦目），用餐环境的良好与否，可

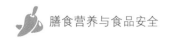

直接影响到用餐者的心情。在清洁、舒适的用餐环境中愉快地进餐，自然会让用餐者食欲大增，保证有足够的进食量并充分消化吸收营养。

5. 制订合理的膳食制度

在一天的不同时间段里，人体对能量及各种营养素的需要不尽一致，由于大脑兴奋抑制过程和胃肠对食物的排空时间与人体生理需求相一致，且存在规律性，因此，把全天的食物定质、定量、定时地分配食用的膳食制度就显得非常重要。当合理的膳食制度确定后，只要到了用膳时间，人体就会表现出食欲，并分泌出足够的消化液，保证营养物质的合理摄入。安排的进餐时间和两餐间隔时间应恰当，一般混合性膳食的胃排空时间为 4~5 h，故两餐间隔一般为 5~6 h。全天各餐食物能量分配比例为：早餐 30%、午餐 40%、晚餐 30%，做到"早吃好，午吃饱，晚吃少"。当然，特殊情况需灵活处理，例如，晚上加班者可增加夜餐。

6. 用餐者应当具有良好的用餐习惯

（1）不偏食、不挑食。由于单一的食物不能为人体提供全面的营养素，长期性的偏食或挑食就会导致人体营养不良等不健康情况出现。例如，拒食肉、蛋、奶、豆类等，就会使能量与蛋白质尤其是优质蛋白质摄入量长期不足，可导致营养不良，甚至会出现消瘦、体力下降、免疫力降低等情况。

（2）不暴饮暴食。由于人体一次性消化吸收营养素的能力有限，倘若一次进食量过大，就会增加肠胃的工作负荷，不但不利于人体的消化吸收，而且会伤及脾胃。因此，只有通过平衡膳食，做到合理营养，才能改正不良的饮食习惯。

# 第二节　世界各地的膳食结构

## 一、膳食结构的概念

膳食结构指的是膳食中各类营养素的数量及其在食品中所占的比例。人类膳食中的营养素主要有蛋白质、脂肪、碳水化合物、维生素、矿物质、水六大类。任何一种单一食物都不能提供人体所需的全部营养素。因此，人类的膳食必须由多种食物组成，且各种食物组成比例合适，才能达到膳食平衡和促进健康的目的。

## 二、膳食结构的分类

1. 西方膳食结构

以西方发达国家为代表的膳食结构中，粮谷类食物过少，而动物性食物和食粮占比较大，因而膳食营养上具有高热量、高脂肪（胆固醇）、高蛋白质的"三高"特点。这种膳食结构的优点是动物性食物占有的比例大，优质蛋白在膳食结构中占的比例高，同时，动物性食物中所含的无机盐一般利用率较高，脂溶性维生素和 B 族维生素含量也较高。

2．东方膳食结构

以中国为代表的东方膳食结构以植物性食物为主，动物性食物为辅，食品大多不进行精细加工。其优点：

（1）膳食结构以谷类为主。由于谷类食品中碳水化合物含量高，而碳水化合物是热能最经济、最主要的来源。

（2）蔬菜丰富以及粗粮的摄入，使得人们摄入了大量的膳食纤维，因此，消化系统疾病及肠癌的发病率极低。

（3）豆类及豆制品的摄入，补充了一部分优质蛋白质和钙。

（4）饮茶、吃水果、甜食少，避免了糖的过多摄入。

（5）丰富的调料，具有杀菌、降脂、增加食欲、帮助消化等诸多功能。

3．地中海式膳食结构

有关研究统计报告显示，以希腊为代表的地中海沿岸国（包括葡萄牙、西班牙、法国、意大利等 14 国），其国民心、脑血管疾病和癌症发病率、死亡率最低，平均寿命更是比西方高 17%。其膳食结构特点为：

（1）地中海模式以使用橄榄油为主。

（2）地中海的动物蛋白以鱼类最多，其次为牛肉、鸡肉等。

（3）在碳水化合物中，水果、薯类及蔬菜总量远高于东方膳食模式。

（4）饮酒量高于东西方，但以红葡萄酒为主。

# 三、我国的膳食结构

1．目前我国膳食结构的现状

我国的膳食特点是低脂肪、低能量、高碳水化合物和高膳食纤维。

统计表明，我国居民的膳食结构是以谷类为主的膳食结构。谷类食物占膳食总量的近 1/3，每日膳食中有 55% 左右的蛋白质来源于谷类，能量近 60% 来自谷类。居民人均每日摄入能量 9.6 MJ 左右，蛋白质接近 70 g，脂肪 55～75 g，基本达到供给量标准，满足了营养需要，但仍存在某些营养素缺乏和不足的问题。

2．膳食结构问题

由于谷类蛋白质为非优质蛋白，缺乏维生素 A 和核黄素，其含的植酸影响钙、铁等无机盐的吸收，加上其他食品相对偏少，尤其奶类和豆类较少，肉类以脂肪多的猪肉为主，因此，铁、维生素 A 等微量营养素缺乏仍然是我国城乡居民普遍存在的问题。我国居民贫血病患病率平均为 15.2%，2 岁以内婴幼儿、60 岁以上老人、育龄妇女贫血患病率分别为 24.2%、21.5% 和 20.6%。3～12 岁儿童维生素 A 缺乏率为 9.3%，其中城市为 29.0%，农村为 49.6%。全国城乡居民钙摄入量仅为 391 mg，相当于推荐摄入量的 41%。优质蛋白质所占比例在多数人群摄入的蛋白质总量中不到 1/3，蛋白质营养不良在一些贫困地区依旧存在，特别是西北各省区。奶类食物和豆类食物的消费普遍偏低，导致钙的摄入不足。

由于经济、地理环境、饮食文化的差异，我国不同人群的膳食差异很明显。根据有关报告，沿海地区的水产品消费比内陆地区高 50% 以上。不同收入的人群、城市与农村人群食物

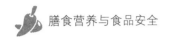 

摄入量的差异也非常明显。高收入和城市人群组膳食中谷类食物偏少，动物性食物逐渐增多。在有些经济发达的城市，营养过剩的问题日益普遍。城市儿童青少年超重、肥胖状况令人担忧。

《第四次中国居民营养与健康状况调查》（2018 年）数据显示：因营养过剩导致的心脑血管疾病、高血压、糖尿病和癌症等"富贵病"已经成为威胁我国人民健康的主要因素之一。全国有 1.6 亿多人血脂异常、2.7 亿多人患高血压、2 亿人超重、7 000 多万人肥胖、9 240 多万人患糖尿病。所以，我国膳食结构的问题是营养缺乏和营养过剩同时存在。

另外，膳食制度和饮食习惯方面存在诸如暴饮暴食、饥饱不均、膳食卫生差、偏食挑食等现象。年轻一代的膳食消费方式有一定西化表现，尤其是许多人不重视早餐，三餐分配不合理。在外就餐的人群越来越多，特别是午餐，城市人群有 60%左右不在家中就餐。

3. 发展趋势

由于各地经济发展的不平衡，各类食物消费发展趋势亦存在较大差异。调查结果显示，我国居民谷类消费呈下降趋势，特别是粗粮下降的速度快。蔬菜消费也呈下降趋势，但水果增加了。豆类消费的下降对改善我国膳食中优质蛋白质和钙元素不足的现象非常不利。上升明显的有食用油和肉类。目前，膳食总脂肪占热能的 27%，已经达到 30%的边缘。城市居民和高收入人群摄入脂肪占热能的比重已经达到 35%。因为肉类消费增长快，我国膳食中高收入和城市人群摄入蛋白质已经占总热能的 12.7%，有些过多了。以上分析可以看出，虽然有些食物消费在逐年增高，但目前谷类、豆类及奶类的消费仍偏低，并且仍然有进一步下降的趋势。

我国膳食结构的改进：

（1）坚持以谷类为主的膳食结构。这一原则从历史和实际出发，吸取了国外的经验和教训，符合中国国情及现代营养的观念。

（2）大力发展经济，调整结构，提高食物综合供给能力。在稳定粮食生产的前提下，发展养殖业、畜牧业，增加乳、蛋、禽、鱼、海产品等。特别要加大大豆的生产、加工和产品开发，实施国家营养改善行动计划、国家大豆行动计划、国家学生饮用奶计划等。

（3）加强营养知识的宣传，健全法规，保障食物安全和保护食物资源环境，科学烹调，文明饮食。

# 第三节　中国居民膳食指南

## 一、膳食指南的概念

膳食指南是根据营养学原则，结合国情实际而提出的一个通俗易懂、简明扼要的合理膳食的指导性意见。它是倡导平衡膳食、合理营养，以减少因膳食结构不合理而导致的疾病，促进健康的通俗易懂的宣传材料。膳食指导的意义在于它能更好地运用营养知识指导大众合理用餐，预防膳食相关疾病，防止营养缺乏，以营养指导消费，以消费指导工农业生产，从而保证充足的食物供应。

《中国居民膳食指南》是中国营养学会与中国预防医学科学院营养与食品卫生研究所的专

家委员会以科学研究的成果为依据，针对我国居民的营养需要及膳食中存在的主要缺陷而制定的，对改善和优化食物结构，倡导平衡膳食和合理营养具有指导意义，从而达到促进生长发育，提高学习和工作效率，减少因膳食结构不合理而导致的疾病，增强国民体质并延年益寿等目的。

## 二、我国的膳食指南

中国营养学会于 1989 年制定了第一个《中国居民膳食指南》，并以简明通俗的语言概括为 8 条，即食物要多样、饥饱要适当、油脂要适量、粗细要搭配、食盐要限量、甜食不宜多、饮酒要节制、三餐要合理。并于 1997 年、2008 年进行了两次较大的修订，2014 年又启动了新一轮的修订工作。

《中国居民膳食指南（2016）》（下简称《指南》）是 2016 年 5 月 13 日由国家卫生计生委疾控局发布，为了提出符合我国居民营养健康状况和基本需求的膳食指导建议而制定的法规。自 2016 年 5 月 13 日起实施。

《指南》针对 2 岁以上的所有健康人群提出 6 条核心推荐，分别为：食物多样，谷类为主；吃动平衡，健康体重；多吃蔬果、奶类、大豆；适量吃鱼、禽、蛋、瘦肉；少盐少油，控糖限酒；杜绝浪费，新兴食尚。

每天的膳食应包括谷薯类、蔬菜水果类、畜禽鱼蛋奶类、大豆坚果类等食物。平均每天摄入 12 种以上食物，每周 25 种以上。各年龄段人群都应天天运动、保持健康体重。坚持日常身体活动，每周至少进行 5 天中等强度身体活动，累计 150 分钟以上。蔬菜水果是平衡膳食的重要组成部分，吃各种各样的奶制品，经常吃豆制品，适量吃坚果。鱼、禽、蛋和瘦肉摄入要适量。少吃肥肉、烟熏和腌制肉食品。成人每天食盐不超过 6 g；烹调油 25 ~ 30 g，最多不超过 50 g。足量饮水，成年人每天 7 ~ 8 杯（1500 ~ 1700 mL），提倡饮用白开水和茶水。

指南建议：

1. 食物多样，谷类为主

关键推荐：

每天的膳食应包括谷薯类、蔬菜水果类、畜禽鱼蛋奶类、大豆坚果类等食物。平均每天摄入 12 种以上食物，每周 25 种以上。

每天摄入谷薯类食物 250 ~ 400 g，其中全谷物和杂豆类 50 ~ 150 g，薯类 50 ~ 100 g。食物多样、谷类为主是平衡膳食模式的重要特征。

2. 吃动平衡，健康体重

关键推荐：

各年龄段人群都应天天运动、保持健康体重。

食不过量，控制总能量摄入，保持能量平衡。

坚持日常身体活动，每周至少进行 5 天中等强度身体活动，累计 150 min 以上；主动身体活动最好每天 6 000 步以上。

减少久坐时间，每小时起来动一动。

3. 多吃蔬果、奶类、大豆

## 三、中国居民平衡膳食宝塔

1. 平衡膳食宝塔的概念

中国居民平衡膳食宝塔是根据中国居民膳食指南，结合中国居民的膳食结构特点设计的。它把平衡膳食的原则转化各类食物的重量，并以直观的宝塔形式表现出来，便于群众理解和在日常生活中应用。

2. 平衡膳食宝塔的内容

平衡膳食宝塔用各层位置和面积的不同反映了各类食物在膳食中的地位和应占的比重，共分 5 层（图 4-1），包含人们每天应吃的主要食物种类。宝塔建议的各类食物的摄入量一般是指食物的生重。

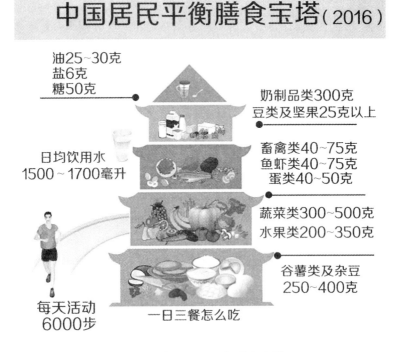

图 4-1　中国居民平衡膳食宝塔

第一层（底层）：谷类、薯类及杂豆，谷类包括米、小麦、玉米、高粱、小米、荞麦、莜麦等及其制品，薯类包括马铃薯、甘薯、木薯等，杂豆包括大豆以外的其他干豆类，如红小豆、绿豆、芸豆等。薯类和杂豆类可代替部分粮食。底层食物主要提供碳水化合物、蛋白质、膳食纤维及 B 族维生素，也是膳食中能量的主要来源，在农村往往是膳食蛋白的主要来源。应当以米面为主，搭配的杂粮每日总量不宜超过谷类总量的 1/3。多种谷类掺着吃比单吃一种要好，特别是以玉米或高粱为主时，更应当重视搭配一些其他的谷类或豆类食物。推荐每日摄入 250 ~ 400 g，每周 5 ~ 7 次粗粮，每次 50 ~ 100 g。

第二层：蔬菜和水果，主要提供膳食纤维、矿物质、维生素 C 和胡萝卜素，每天应吃 300～500 g 蔬菜和 200～350 g 水果，3 个品种以上；其中每日应当保证 1/2 的蔬菜和水果为深色蔬菜（包括菜叶）和水果。蔬菜和水果应当经常放在一起，因为它们有许多共性。但蔬菜和水果终究是两类食物，各有优势，不能完全相互替代，尤其是儿童不可只吃水果不吃蔬菜。蔬菜、水果的重量按市售鲜重计算。

第三层：鱼、禽、蛋、肉等动物性食品每天应吃 125～225 g（其中鱼虾类 40～75 g、畜、禽肉 40～75 g、蛋类 40～50 g），主要提供动物性蛋白质和一些重要的矿物质和维生素。鱼、虾及其他水产品含脂肪量很低，有条件可以多吃一些。肉类包含畜肉、禽肉及其内脏，重量是按屠宰清洗后的重量来计算。这类食物尤其是猪肉含脂肪较高，所以生活富裕时也不应该吃过多肉类。蛋类含胆固醇相当高。一般每天不超过 1 个为好。

第四层：奶类和豆类食物及坚果。每天应吃相当于 300 g 鲜奶的奶类及奶制品（酸奶 360 g、奶粉 45 g）和相当于 25～50 g 豆干的大豆及其制品。奶类及奶制品当前主要包括鲜牛奶和奶粉，主要提供蛋白质、脂肪、维生素 A 和 B 族维生素、钙等矿物质。豆类及其制品包括大豆及其他干豆类，主要提供蛋白质、脂肪、膳食纤维、矿物质和 B 族维生素。中国居民膳食中普遍缺钙，奶类应是首选补钙食物，很难用其他食物代替。

第五层（顶层）：塔尖是精纯食品，包括烹调油、食盐和糖。每天烹调油不超过 25 g 或 30 g，食盐不超过 6 g（全国营养调查结果已达到 12 g）。2002 年全国营养调查结果显示植物油平均摄入量为 32.9 g（城市 40.2 g，农村 30.1 g），超出推荐量。可见限制烹调油已是调整膳食结构、预防疾病、促进健康的迫切任务了。儿童、老年人应该限制过多食用精纯糖、高糖类食品，建议成年人每日不超过 50 g 精纯糖。

3. 平衡膳食宝塔的应用

平衡膳食宝塔应用时，应该注意以下几点：

（1）首先确定个人的食物需要量。

宝塔建议的每人每日各类食物适宜摄入量适用于一般健康成人，有时要根据个人年龄、性别、身高、体重、劳动强度、季节等情况适当调整。食物需要量还要根据消耗水平来确定。低能量水平（7.5 MJ 左右）应该取食物量下限，中能量水平（10.05 MJ 左右）取食物量中值，高能量水平（11.7 MJ 左右）取食物量上限，如谷类为 400 g。

（2）养成习惯，长期坚持。

宝塔建议的摄入量是指一段时间的平均值和各类食物时间的比例，不是每天都必须严格遵守，千万不要认为每天都要按严格的推荐量和比例配餐，关键是养成习惯，长期坚持用它作为膳食选择和摄入的标准。例如，每天吃 50 g 鱼虾不容易实现，可以考虑每周都吃 2～3 次，每次 150～200 g。

（3）同类互换。

平衡膳食宝塔中各层内的食物在营养上功能一样，可以进行"同类互换"。掌握了同类互换。多种多样的原则，就可以变换成数十种吃法，可以全量互换，也可以分量互换，如等量干大豆 1/3 换豆浆、1/3 换腐竹、1/3 换豆腐，分配至各餐中，这样才能搭配出丰富多样的膳食，在互换中，要总价相等，以粮换粮，以豆换豆，以肉换肉，大米可以和杂粮互换，馒头可以和等量的面条、烙饼、面包等互换。大豆可与相等量的豆制品或杂豆类互换，牛奶可与羊奶、

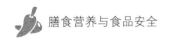

酸奶、奶粉或奶酪互换等。

（4）合理分配三餐食物量

平衡膳食宝塔应用中还要注意合理分配食物量，各餐之间食物不要雷同。一般三餐食物量以早、晚餐各占30%，午餐占40%为宜，特殊情况可适当调整。

# 第四节　食物烹饪基市知识

## 一、烹饪对食物消化吸收的影响

### （一）营养素损失途径

食品营养素可因烹制方法不当受到一定损失，主要是通过流失和破坏两个途径而损失。

1. 流　失

食品中的营养物质，常因某些物理因素，如蒸发、渗出和溶解等致使营养素损失。

（1）蒸发。

由于日晒或热空气的作用，使食品水分蒸发而干枯，食品的鲜味因此受到影响。

（2）渗出。

由于食品添加了某些高渗离子如盐、糖，改变了食品内部渗透压，使食品中水分渗出，某些营养物质也随之外溢，从而使营养素如脂肪、维生素等不同程度受到损失，主要见于盐腌、糖渍食品。

（3）溶解。

食品在洗、淘过程中方法不当，或因长时间炖煮等，可使水溶性蛋白质、脂类和维生素溶于水中，这些物质可随淘洗水或汤汁抛弃，造成营养素的丢失。例如，蔬菜切洗不当可损失20%维生素；大米多次搓洗可失去43%的维生素 $B_1$ 和 5%的蛋白质；煮肉汤抛弃可丢掉部分脂肪和 5%的蛋白质等。

2. 破　坏

食品因某些物理、化学或生物因素作用，使营养物质氧化分解失去了原有特性。其主要是食品保管不善或加工方法不当等，致使霉变、腐烂、生芽；蛋白胚珠发育、烹调时不适当加碱等，都可造成营养素破坏。

（1）高温与光照。

食品在高温环境烹调时，如油炸、油煎、熏烤或长时间炖煮等，食物受热面积大、时间较长，使某些营养素被破坏。例如，油炸食品，维生素 $B_1$ 破坏 60%，维生素 $B_2$ 破坏 40%，尼克酸破坏一半，而维生素 C 全部破坏。

（2）化学因素。

①配菜不当。将含鞣酸、草酸多的与含蛋白质、钙类高的食物一起烹制或同食，这些物质可形成不能吸收的有机化合物，如鞣酸蛋白、草酸钙等，降低了食物中的营养价值，甚至还可引起人体结石病。

②不恰当使用食用碱。食用碱可使用 B 族维生素和维生素 C 受到破坏，这是由于维生素在碱性环境中可加速氧化分解，失去特性。若需加碱的食物一定要限量添加。

③脂肪氧化酸败。它属于营养物质受损的一种化学因素。酸败脂肪不但完全失去脂肪的食用价值，而且还能使脂溶性维生素受到破坏。

### （二）烹调对营养素的作用和影响

食物经过烹调，发生了复杂的物理和化学变化，组织结构也发生了改变。如动物蛋白质凝固、部分蛋白质分解为多肽和氨基酸等，增加了食物的鲜味；植物食物高温作用可使细胞内果胶软化，其坚韧细胞壁破坏，有利于人体消化吸收；水溶性物质的浸出、芳香物质的挥发使食品散发出诱人的香味。但是，由于烹调的方法、时间和烹调用具及食物耐热性不同，也可使营养素有不同程度的流失和破坏。

我国的烹饪技术有着悠久的历史，它应用多种技巧如蒸、煮、炒、炸、炖、熘、焖、烤、熏、烙和焗等制作食物。这些烹饪技巧与食物中营养素的保存率有着密切关系。现将常用的烹调方法对营养素的作用进行简要介绍。

#### 1. 煮

煮是把食物放入 100 ℃ 沸水中滚煮。如果加入食盐，还可以使水温提高。食品在滚煮时，常使一部分蛋白质、矿物质及其他有机物浸入汤中，所以煮食物的汤汁，如肉汤、鸡汤、米面汤等应加以利用，不要放弃。

由于食物受热面积和传热性能各不相同，因此煮食所需的时间也不相同，如煮肉就比煮其他食物时间长。肉是不导热体，汤已烧滚，肉块内部温度仍然很低。经测定，一块重 1 kg 的肉，要使内部温度达到 100 ℃，需 2 h 之多。试验发现，血色素的破坏温度为 70 ℃，当煮肉时如肉块深部颜色由红变灰时即表示温度已达 70 ℃。从而可把血色素破坏作为观察肉内部温度的标志。

#### 2. 蒸

蒸是利用蒸汽的高热使食物烹熟，温度通常在 100 ℃ 以上。由于浸出物及味觉物质丢失较少，所以蒸出的食物柔软、鲜嫩、味香，营养保存率较高，易于消化。

#### 3. 煎　炸

煎炸是把食物放入热油中烹制至熟。煎炸时由于油温很高，食物表面温度可达 115～120 ℃，使表层蛋白质、淀粉很快结成壳，食物内部可溶性物质损失较少，吃时美味多汁。但由于食物导热性不好，如果烹制的块质过大，有可能出现外熟里生的情况。油煎食物可使油脂浸入，因而可增加脂肪含量，不易消化，胃内停留时间长，饱腹作用强。油煎食物常在高温中进行，维生素破坏率高于其他烹调法。

#### 4. 炒

炒是把食物放入沸油中急炒。炒的菜肴由于各部受热不均和时间短，不易将食物中的细菌和寄生虫卵杀死，所以，要求选料必须质优，炒时要多次翻炒。急炒不易破坏食物中的营养素，特别是维生素。

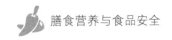

5. 烫 泡

烫泡是将肉食或蔬菜放入沸水中烫过后捞起，用酱和香油拌吃，如涮羊肉等。此种烹调法对肉食和蔬菜中营养素破坏甚少，特别是维生素 C 得以很好的保存。但因煮的时间短，肉中寄生虫不易被杀死，故要求选料要优质精细，切片要薄，沸水量要足。

6. 熏 烤

熏烤是把食物放在烤炉内用火直接熏烤，烤炉温度大都在 200 ℃ 以上，和煎炸食物相似。食物受到高热空气作用，表面结硬壳，内部浸出物质较少，但因高温，所以维生素保存率很低。

7. 烹调用具

烹制菜肴的最佳用具是铁锅，它具有下列优点：

（1）铁锅散热慢而传热快，菜肴能得到充分的加热。

（2）铁锅可减少菜肴中营养素的破坏，使营养素保存率高。据测定用铜锅炒菜损失的维生素 C 比铁锅炒菜高 6 倍。

（3）可给人体补充一部分铁质。铁锅在制作菜肴时可将锅中的高价铁（$Fe^{3+}$）转变为底价铁（$Fe^{2+}$）补给人体，一般用铁锅炒菜的铁质可够一日补给量，如长期不使用铁锅而用铝锅、铜锅制作饭菜，可造成人体缺铁性贫血。

## 二、合理烹调

### （一）合理烹调的含义

膳食是通过多种食物的搭配并烹调而成的，所以，正确的烹调和食物搭配决定了膳食营养的高低。合理烹调是控制和平衡菜肴营养、卫生和美感（色、香、味、形、质）等方面的关系，为最终得到富有营养、保障安全、鲜美可口的菜肴而提倡的一种合理加工食品的理念。其基本方法一是"合理加工"，即在保障安全卫生的基础上采用能够尽量减少营养素损失的烹调方法；二是"合理配餐"，即不仅对菜肴的色、香、味、形、质进行调配，还要利用不同原料的搭配弥补各自原料营养素的缺乏，利用有些原料保护某些特定的营养素。

### （二）科学的烹调加工方法

要达到科学烹调的目的，应该对从选料直到成菜的各个环节进行全过程的科学指导。

1. 初加工阶段

在原料初加工阶段的选料、切配、清洗和组合等操作中，基本原则是尽量用短时间来处理原料，尽量少对食物原料组织进行处理。

2. 合理选料

应该选择新鲜而不陈旧、变质的原料。尤其是蔬菜、水果和鲜肉，应采用临用限购的方法，宁可少买勤购，切忌多购积压，造成原料的不新鲜甚至变质浪费。

3. 合理整理和清洗

要认真整理和清洗原料，尽量利用可使用部分。对未被霉菌污染的粮食或没有农药残留的蔬菜，不要用水长时间浸泡，以免营养素的流失。

#### 4. 合理刀工切配成型

刀工处理时，应现切现烹，现做现吃。操作时间应该短、过程要简单。应洗涤后在切配，原料切成片、丁、丝、条、块后一般不要再用水冲洗或在水中浸泡，也不应放置较长时间或加盐弃汁。

初步熟加工与熟处理涉及加热，因此对营养卫生影响大。其原则是能够在保障卫生安全的基础上尽量减少加热环节。在加热烹调环节应该注意：

（1）控制好加热温度和时间

对于含胶原较少的动物性原料和含纤维较少的植物性原料，应该使用加热时间较短的一些烹调方法。如焯、涮、炒、熘等"急火快烹"，可以使原料迅速成熟，缩短加热时间，减少营养素的损失。还应该注意这些操作方法正确得当。例如，焯水时原料应该大小适宜，应该火大、水宽，水沸后下原料，断生后迅速取出，尽快让其冷却。

（2）利用适当的方法保护原料的营养素

适宜的上浆、挂糊、勾芡和拍粉，可保护原料中的水分、水溶性营养素及脂肪不外溢，原料内部温度不太高而且受热均匀，营养素高温分解破坏小；还可以减少营养素因空气接触而被氧化。另外，芡粉中含有的谷胱甘肽可以保护维生素 C、维生素 A 等。

### （三）不使用能破坏营养素的物质和方法

烹调时，要考虑加工中添加的酸、碱、氧化还原剂、盐、食品添加剂等成分的影响。使用未加热自来水浸泡原料，使用反复加热的油脂，过早地加盐，原料长时间地腌制和码味，烹调中加碱、漂白剂（亚硫酸盐等）、发色剂（亚硝酸盐）等，这些都不利于保护原料的营养；而适当地加醋和一些香料及通过合理配菜能够保护原料的营养素。

### （四）常见烹饪原料的科学烹调方法

#### 1. 谷类原料的科学烹调方法

大米正确的淘洗方法是先挑出机械杂质如沙石、谷皮等，再用足量冷水淘洗 2～3 次，不可用力搓洗、长时间浸泡及热水淘洗或流水冲洗。原锅原汤焖饭或碗蒸米饭的维生素和无机盐损失小，而捞饭去米汤则损失很大。生冷自来水中含有一定数量的氯气，会破坏维生素 $B_1$，所以应该用烧开的自来水烧饭。熟食米面反复加热对维生素的影响也很大，所以应提倡不剩饭。

面食一般蒸、烙较好，高温油炸维生素损失较大，尤其是加碱再经高温油炸，可使 B 族维生素大部分损失。酵母发酵的面团，B 族维生素含量增加，而且可破坏面粉所含的植酸盐，有利于钙和铁的吸收。

烹调米面时，可利用粮豆混食、粗细搭配、干稀结合等措施来提高膳食营养价值。

#### 2. 蔬菜水果的科学烹调方法

蔬菜水果加工烹调时，应采用临用现购、合理整理、尽量利用、先洗后切、急火快炒、现烹现吃、适当生食的方法。水果以生食为主，如果加工成拼盘，不能放置时间过久。特别要注意鲜黄花菜、四季豆、菜豆、蚕豆、鲜木耳、青西红柿等蔬菜不能生食，因为它们都含

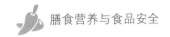

有对人体有害的成分。一般的蔬菜焯水后，不要挤去汁水。此外还可通过挂糊、上浆、勾芡、荤素搭配等措施来保护蔬菜的营养素。

### 3. 肉类和鱼类的科学烹调方法

肉类和鱼类的科学烹调方法首先要保障安全卫生。因为所有的生肉按食品卫生要求都是不能食用的，特别是淡水鱼类、病畜病禽和野生动物。同时，经高温、长时间烹调，如油炸、火烤或加亚硝酸盐的肉类，会产生致癌物，对人体不利，应尽量少食用。

科学烹调的原则是应该根据肉类原料质地，利用不同方法对其进行加工。避免高温、长时间烹调，码味时不要加碱，可通过挂糊、上浆和勾芡有效地防止肉中的汁液渗出，从而减少维生素和无机盐的损失。另外，烧炖类菜肴的汤汁可利用，因为有一定的氨基酸、无机盐和维生素融在水中，既增加了风味，也具有营养价值。

## 练习题：

### 一、名词解释

1. 膳食
2. 平衡膳食
3. 膳食结构

### 二、填空题。

1. 保证三大营养素的合理比例，即碳水化合物占总能量的＿＿＿＿＿＿、蛋白质占＿＿＿＿＿＿、脂肪占＿＿＿＿＿＿。

2. 各餐数量的分配要适合劳动需要和生理状况，较适宜的分配为：早餐占全天总热能的＿＿＿＿＿＿，午餐占全天总热能的＿＿＿＿＿＿，晚餐占全天总热能的＿＿＿＿＿＿。

3. 我国的膳食特点是＿＿＿＿＿＿、＿＿＿＿＿＿、＿＿＿＿＿＿和＿＿＿＿＿＿。

4. 我国到现在颁布了4次膳食指南，时间分别为＿＿＿＿＿＿、＿＿＿＿＿＿、＿＿＿＿＿＿、＿＿＿＿＿＿。

5. 营养素流失的方法有＿＿＿＿＿＿、＿＿＿＿＿＿、＿＿＿＿＿＿。

6. 可把＿＿＿＿＿＿破坏作为观察肉内部温度的标志。

7. 要达到科学烹调的目的，应该对从＿＿＿＿＿＿直到＿＿＿＿＿＿的各个环节进行全过程的科学指导。

### 三、分析题

1. 膳食有哪些特点？
2. 平衡膳食的营养特点？
3. 平衡膳食的条件？
4. 东、西方膳食模式和地中海膳食模式的区别有哪些？
5. 我国的膳食结构有哪些改进？
6. 我国2016版膳食指南的内容。
7. 平衡膳食宝塔的应用。
8. 营养素损失途径。

9. 铁锅的特点。

10. 怎样合理烹调?

## 参考答案:

一、名词解释

1. 膳食:指人们经常性地、有规律地进食的食物。

2. 平衡膳食:指膳食中热能和各种营养素含量充足,种类齐全,比例适当;膳食中供给的营养素与机体的需要量两者之间保持平衡。

3. 膳食结构:指的是膳食中各类营养素的数量及其在食品中所占的比例。

4. 合理烹调:是控制和平衡菜肴营养、卫生和美感(色、香、味、形、质)等方面的关系,为最终得到富有营养、保障安全、鲜美可口的菜肴而提倡的一种合理加工食品的理念。

二、填空题

1. 50% ~ 65%　10% ~ 15%　20% ~ 30%

2. 30%　40%　30%

3. 低脂肪　低能量　高碳水化合物　高膳食纤维

4. 1989 年　1997 年　2008 年　2016 年

5. 蒸发　渗出　溶解

6. 血色素

7. 选料　成菜

三、分析题(略)

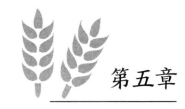

# 第五章

## 餐饮业食品安全危害及预防管理

### 知识目标

掌握生物性危害、化学性危害、物理性危害性可能造成的危害。

### 能力目标

掌握生物性危害、化学性危害、物理性危害性的预防措施。

### 情感目标

培养学生的服务意识，主动提高食品卫生安全标准，预防食品卫生安全事故。

**案例一：**

2006 年 11 月 12 日，中国广播电视总台《每周质量报告》播报了某市个别市场经销企业售卖用添加了苏丹红的饲料喂鸭所生产的"红心鸭蛋"，并在该批鸭蛋中检测出苏丹红，其余各地也陆续发现含苏丹红的红心咸鸭蛋。苏丹红是一种人工色素，进入体内后通过胃肠道微生物还原酶、肝和肝外组织微粒体与细胞质的还原酶进行代谢，在体内代谢成相应的胺类物质，苏丹红的致癌性即与胺类物质有关。国际癌症研究机构将苏丹红 Ⅳ 号列为三类致癌物，其初级代谢产物邻氨基偶氮甲苯和邻甲基苯胺均列为二类致癌物，对人可能致癌。

从原料的种植、生长到收获、捕捞、屠宰、加工、贮存、运输、销售，直到食用前的整个过程的各个环节，都有可能因某些有毒有害物质进入食品，从而使食品的营养价值和卫生质量降低或对人体产生不同程度的危害。简而言之，有毒有害物质进入正常食品的过程称为食品污染，它们造成的危害，即为食品安全危害。按照污染物的性质不同，大致可分为：生物性危害、化学性危害、物理性危害。

# 第一节　生物性危害及预防

## 一、生物性危害的概念和特点

### （一）生物性危害的概念

食品的生物性污染是指有害细菌、真菌、病毒等微生物及寄生虫、昆虫等生物在食品加工、包装、运输、贮存和销售过程中对食品造成的污染。食品的生物性污染是食品污染最常见的污染类型。它是指污染食品的各类生物本身及其生长、繁殖、代谢等生命活动和代谢物使食品品质下降，不再适合人类食用，甚至会对人类健康产生损害。

### （二）生物性危害的特点

导致食品生物性危害的原因是生物或其代谢产物污染了食品，因此，它具有与生物生命活动相关的特点。

（1）污染食品的微生物个体微小，形态各异，结构简单，增殖迅速，分布广泛。微生物肉眼不可见，普遍存在于水源、空气和土壤中。因此，在温度和湿度适合时很容易造成食品的微生物污染。食品的致病微生物污染是导致食源性疾病的主要原因。

（2）并不是所有的微生物都会使人致病，只有部分微生物或其代谢产物能够导致食物中毒，这些微生物称为致病微生物。一般的烹调方法不能彻底去除或破坏某些微生物在生命活动过程中产生的毒素，如霉菌毒素等。虽然大部分微生物并不会对人类健康造成危害，但是其中部分微生物会降低食品品质。

（3）非致病菌会使食品发生腐败变质，但很少使人致病。而一些致病微生物并不会使食品感官发生变化，如副溶血性弧菌、甲肝病毒、痢疾杆菌等。因此，不能通过食品感官变化

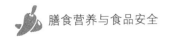

来判断食品是否发生生物性污染。

（4）病毒是比细菌更为微小的一类微生物，它无法在食品上进行增殖，但是病毒能以食物为媒介，进入人体大量繁殖，损害人体健康。

（5）食品的微生物污染通过人员接触食品或分泌物、排泄物污染食品进行传播，一般与餐饮业从业人员个人卫生及工作环境密切相关。

（6）食品的寄生虫污染主要是由于动物性食物受寄生虫感染而引起的，低温冷冻或彻底加热一般可以杀死成虫。

（7）人感染寄生虫病大多是由于食用没有彻底烹制熟的动物性食物导致的。

（8）污染食品的生物一般受温度、湿度的影响，因此，食品的生物性危害往往有明显的季节性和地域性。

**案例二：**

伤寒玛丽是一女性厨师的绰号，该人本名叫玛丽·梅伦（Mary Mallon），1869 年生于爱尔兰，15 岁时移民美国。最初她以给人当女佣为生。由于她有烹饪的技术，并且做厨师要比做女佣的收入高很多，于是玛丽转行做了厨师。

纽约有一位叫华伦的银行家，1906 年夏天他带着家人去长岛度假，当时便是玛丽做厨师。假期本应是一段幸福的时光，但是在 8 月下旬华伦的一个女儿感染了伤寒，随后华伦的夫人、女佣、园丁和另一个女儿相继染病。当时共有 11 人度假，其中 6 人患病。

房主甚是恐慌，他找到当时的伤寒专家索柏（Soper）。索柏认为玛丽很有可能是传染源。经过详细调查，发现玛丽在此前 7 年的从业经历中共在 7 处不同地点进行工作，而这些地点无一例外地爆发了伤寒病，共 2 人染病，1 人死亡。索柏设法得到玛丽的病理学样本，如血液、类便等，但玛丽非常抵触。据索柏描述，玛丽曾用一把大叉子直戳索柏，将索柏赶走了。玛丽坚信，自己身体良好，不可能是传染源，索柏的说法是对她的侮辱。此后当地的卫生官员也试图说服玛丽，但都被玛丽赶走了。最后，当地卫生官员在救护车和 5 名警察的陪同下强行将玛丽送进了医院。

医院的化验结果证实了索柏的怀疑，玛丽被送入纽约附近一个名为"北边兄弟"的小岛上的传染病房进行隔离。但玛丽始终不接受医院的结论，她向美国卫生部门提起申诉，最后玛丽以保证不再做厨师为条件解除了隔离。然而在 1915 年，纽约一家妇产医院暴发了伤寒病，25 人被感染，2 人死亡，而此时玛丽正在厨房做厨师，但她已经改名为"布朗夫人"。从此玛丽又被隔离，1932 年玛丽患中风，6 年后去世，验尸时在她的胆囊中发现许多活体伤寒杆菌。当时记录玛丽传播伤寒的案卷有两个大号铁柜，部分文件被收录到传染病医学专着中。伤寒玛丽成为传染病学的重要案例。玛丽一生中直接传染 5252 例伤寒，7 例死亡，间接被传染者无法统计，导致多次伤寒病发生。

**【评析】**在伤寒玛丽事件中，玛丽作为一名餐饮服务人员，在后来明知自己携带足以致命病原体的情况下仍然从事厨师工作，说明她没有以一名餐饮从业人员的职业道德来要求自己。玛丽在哪里从事厨师工作，伤寒就跟到哪里，说明伤寒是非常容易传播的，它可以通过直接接触、空气、飞沫、灰尘等传播，这是微生物污染的共同特点，餐饮从业人员除了要做好日常的卫生管理、个人清洁工作外，在自己患病的情况下坚决不能上岗，这不但是为餐饮企业及消费者负责，同时也是为自己的职业生涯负责。

## 二、食品的细菌性危害及预防

细菌是目前人类研究最为深入的一类微生物，它可以在食物中存活并增殖。导致疾病的细菌称为病原菌或致病菌，它是导致食物中毒的主要原因。食物被病原菌污染的主要原因是加工时没有将病原菌彻底杀死，但更多是由于食物加工好后在食用前受病原菌污染所致。

### （一）食品中细菌的来源

1. 用于加工食品的原料污染

食品原料在加工前往往表面或内部附着有污染物，有可能是外界对食品原料的污染，如泥土中的细菌等，也有可能是由于食品自身原因，如蔬菜表面破损后容易导致细菌繁殖。如果蔬菜在加工前不进行相应处理，这些细菌便会进入后面的工序。如果清洗食品原料的水质卫生不达标，同样也会污染食品原料。

2. 对半成品、成品的污染

餐饮企业从业人员的手和工作服会沾染细菌。如果不经清洗、消毒便进入生产环境，手和工作服上的细菌便会污染食物。由于此时食品已经处于半成品或者成品状态，后续没有进行加热消毒的步骤，这些细菌便会在食品上进行繁殖。老鼠、苍蝇等生物与食品的接触也会使食品受细菌污染。

3. 餐饮企业从业人员需要具有健康证

操作人员的分泌物及附着物，如眼泪、鼻涕、唾液等，可以通过打喷嚏、直接接触等方式污染工作环境，进一步污染食品。

4. 与食品接触物品的污染

食品的运输工具、包装材料或加工设备消毒不彻底上面的细菌便会污染食品。

5. 操作规程不规范

操作规程是在总结大量经验教训并在理论指导下形成的具有实际指导意义的规章制度。不按操作规程操作，会使食品被细菌污染的机会大大增加，如加工过程中生熟不分开，会导致生食上的细菌污染熟食。

**案例三：**

某市卫生监督所在对该市幼儿园进行检查时发现，不少幼儿园存在食品安全隐患。一些幼儿园厨房卫生很差，空间布局不合理，操作流程不规范，菜板生熟不分，相关人员没有健康证等。执法人员对问题突出的几家幼儿园进行了处罚，并责令限期整改。检查中发现，一家幼儿园厨房房顶和部分墙面发生霉变，有工作人员不穿工作服、不带口罩进行操作。制作好的饭菜裸露摆放，消毒柜充当碗柜，其中摆放着盆、盘等杂物。洗碗水池不干净，部分瓷砖脱落。而另一家幼儿园食堂的厨房是用装饰板围起来的，面积仅为两三平方米，厨房内生熟食混放。其他几家幼儿园则存在厨房内没有上下水、菜板与垃圾桶邻近摆放等情况。

【评析】从以上案例可以看出，被检查的幼儿园有关食品安全事项不达标。生熟不分，消

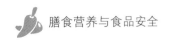

毒柜充当碗柜，垃圾桶与菜板邻近摆放不符合操作规范；墙砖脱落，墙体发霉会导致环境微生物超标；相关人员没有健康证，有可能携带致病菌。这些给细菌及其他有毒有害物质污染提供了条件。

### （二）细菌生长繁殖条件

细菌有其特定的生命规律以及生长繁殖条件，了解这些规律及影响因素有助于采取有效措施控制致病菌，防止细菌引起的食品污染。

1. 营　养

细菌生长繁殖需要的营养物质主要有水、碳源、氮源、无机盐、维生素、核酸等，而这些营养素都是食品所具有的。因此，细菌污染食品后，如果温度、湿度合适，会大量繁殖。

2. 湿　度

一般细菌中80%是水分，潮湿的环境是细菌生存的必要条件，所以，油炸及干制等水分含量相对较小的食物不容易被细菌侵蚀。

3. 温　度

温度对细菌的生长繁殖影响较大，不同细菌都有其最适生长温度，大多数细菌在 5～60 ℃ 都可以很好地生长繁殖，这个温度带便是通常所说的食物"危险温度带"。部分致病菌可在 5 ℃ 以下生长繁殖，只是其生长速度十分缓慢，如李斯特菌等。病原菌的最适生长温度与人体温相似，所以人感染细菌后体温会升高，出现发烧的现象，其目的便是通过改变温度来达到抑制细菌生长繁殖的目的。当温度低时，大部分细菌的生命活动变慢；当温度过低时，会破坏部分细菌的原生质结构，温度回升时便无法恢复正常的生命活动。在高温下，大部分细菌中的蛋白质和酶会发生变性，细菌失去生命力，因此细菌耐冷不耐热。

4. pH

细菌的生长繁殖对 pH 有一定要求。细菌通常不能在 pH<4.6（如柠檬、醋等）或 pH>9.0（如苏打饼干等）的条件下繁殖；它最容易在 4.6<pH<7.0 的食品上生长繁殖，而这个范围正是大多数食品的酸碱度。

5. 氧　气

根据细菌对氧气的需要，将细菌分为以下 3 类：

（1）需氧菌。仅在有氧的条件下才能生长，如结核杆菌等。

（2）厌氧菌。仅在无氧的条件下才能生长，如肉毒杆菌等。

（3）兼性厌氧菌。在有氧或无氧的条件下都可以生长，但以有氧时生长较好，无氧时仅能维持生存，大多数细菌都属于兼性厌氧菌。利用细菌的这一特性，部分食品可进行真空包装，可避免细菌的生长繁殖。

### （三）细菌的芽孢和毒素

一些细菌在漫长的进化过程中具有更为顽强的生命力。他们在缺乏营养物质等不利环境中会形成芽孢。芽孢对高温、紫外线、干燥、电离辐射和很多有毒化学物质都有很强的耐受力。芽孢不能生长繁殖，无明显生命活动迹象，一般不会对人体产生危害，但是一旦外部环境适宜，芽孢便会重新萌发成可对人体产生危害的菌株。产生芽孢的细菌能够在烹饪及消毒的过程中存活下来，如肉毒梭状芽孢杆菌等。

许多病原菌的代谢过程会产生能够使人致病的毒素，大多数毒素会在烹饪加热时分解；但有些毒素具有较强的耐热性，一般的烹饪条件无法将其破坏，如金黄色葡萄球菌产生的肠毒素等，所以污染了此类毒素的食品危险性很大。但是细菌也不是在任何情况下都会产生毒素的，细菌产生毒素需要一定的外界条件，如温度等。

### （四）细菌生长繁殖的控制

餐饮从业人员可在日常生产过程中利用细菌生长繁殖条件对细菌进行控制。因为不可能通过改变食品的营养成分对细菌进行控制，所以，只能通过温度、水分、PH、氧气等要素对细菌进行控制，从而达到防止食品腐败变质的目的。

#### 1. 改变食品 pH

通过增加食品的酸性来控制微生物，如在食品加工时在不影响味道的情况下加入食醋。一些本身就具有酸性的食品也不利于有害菌的生长，如酸奶等。

#### 2. 改变水分活度

加入糖、盐、酒精等降低食品的水分活度。利用渗透压腌渍食品便是利用水分活度的一个典型应用。渗透压是由于两种溶液中溶质浓度的不同而造成的水分子移动力，水分子总是向溶质浓度高的溶液迁移。细菌生存环境的渗透压必须与其自身的渗透压大致相等。如果环境中的渗透压过大，细菌体内的水分就会向环境中迁移，造成细菌脱水，细菌生命活动受到抑制或者死亡。盐腌及糖渍食品就是利用了这个原理。如果环境中的渗透压过小，环境中的水分就会向细菌体内进行迁移，造成细菌吸水膨胀，甚至会导致菌体胞膜破裂。

#### 3. 对食物进行脱水

对食物进行加热脱水或者真空冷冻干燥可减少细胞能够利用的水分。细菌缺乏水，其自身代谢将会受到严重干扰，使其不能在食品中进行生长繁殖。

#### 4. 创造极端温度条件

细菌在一定的温度范围内才是活跃的，温度过高，会使微生物体内的蛋白质和酶发生变性，细菌将因此死亡；温度过低，会降低细菌的代谢活性，使其生长繁殖都变得非常缓慢。因此，创造过冷或过热的极端条件会有效抑制细菌的生长繁殖。但需要注意的是，在创造极端温度环境时，如果需要跨越危险温度带，则在此停留的时间要尽量短。能够引起食源性疾病的病原菌种类繁多，但是只要掌握病原菌的特点、容易被污染的食品及预防措施，便可有效预防食品污染的发生。

食品的真菌性危害及预防真菌包括霉菌、酵母菌等，在自然界分布广泛、种类多、数量大，多喜欢生长在温暖、阴暗、潮湿的环境。许多真菌对人类有益，但部分真菌对人体有害，且毒性较强。霉菌是部分丝状真菌的俗称。霉菌能使食物发生霉变或农作物发生病害，同时，其有毒代谢产物会污染食物。部分霉菌会对人体造成极大危害，主要表现为慢性中毒和致畸、致癌和致突变等。餐饮业常见的产毒霉菌主要是青霉属、镰刀菌属和曲霉菌属，污染对象主要是粮食作物。产毒霉菌的产毒情况受外界环境的影响，如水分、温度、空气等，同时还与食品的种类、营养成分、贮存方式等有关。不同的霉菌一般容易在不同的食物上繁殖，如镰刀菌容易在小麦、玉米等繁殖并产毒；青霉容易在大米繁殖；黄曲霉容易污染玉米和花生。霉菌除了对基质有选择之外，水分和温度对霉菌的影响也十分显着。霉菌最适宜在水分为17%～18%的粮食作物中生长，当粮食水分活度下降至0.7以下时，霉菌一般不能生长。25～30 ℃适合大多数霉菌生长，当温度低于0 ℃或高于30 ℃时，霉菌不再产毒或产毒能力减弱。

### （五）常见霉菌举例

#### 1. 黄变米毒素

长时间贮藏的大米如果水分含量较高，自身的酶便激发出活性而产生热量，容易导致霉菌繁殖，表现为大米发黄，称为黄变米。黄变米毒素由青霉菌属真菌产生，具有肝毒性，易导致肝硬化，容易诱发肝癌。黄变米毒素对肾脏与中枢神经系统都有毒害作用。

#### 2. 镰刀菌属毒素

镰刀菌属会导致粮食作物患赤霉病。赤霉病不但会导致粮食减产，还会引起人畜中毒。赤霉病主要在玉米、小麦、大麦、稻米、甘薯等作物上发生。感染赤霉病的小麦呈灰红色，谷皮皱缩，胚芽发红。镰刀菌属毒素主要侵害人的中枢神经系统，人误食赤霉病麦及其加工的食品后会发生中毒。

对于餐饮企业，为预防黄变米毒素与镰刀菌属毒素污染，应做到购买粮食及面粉等食品原料时索证索票。大米水分应保持在12%以下，大米糠皮至少去掉10%以上，提高大米精白度。在贮存粮食时应保持低温干燥。使用时先进先出，不留陈粮。

#### 3. 黄曲霉毒素

黄曲霉毒素是一类化合物，而不是一种单一化合物，目前已知的黄曲霉毒素有20余种。黄曲霉毒素耐热，100%加热20 h也不能将其彻底破坏；它在280 ℃会发生裂解。所以，不能通过普通的烹调方式破坏黄曲霉毒素。黄曲霉毒素不溶于水，溶于氯仿和甲醇等有机溶剂，这就是黄曲霉毒素容易污染油料作物的原因。黄曲霉生长和产毒的条件是湿度为80%～90%，温度为25～30 ℃，氧气含量为1%。黄曲霉分布十分广泛，中国各省都有分布。由于长江沿岸温暖、潮湿，适合黄曲霉生长，因此，长江沿岸及长江以南地区黄曲霉毒素污染严重，北方地区由于气候干燥，日照强烈，污染程度相对较轻。由于黄曲霉毒素是脂溶性的，因此，它更容易污染粮油及其制品。各类作物中以花生和玉米最容易受到污染。黄曲霉毒素对人体具有非常严重的危害，它是一种毒性特别强的物质，毒性是氰化钾的10倍，是目前已知最强的化学毒物。黄曲霉毒素中以黄曲霉毒素B的毒性最大，对家禽、家畜、鱼等都有毒性。黄曲霉毒素属于肝脏毒素，一次性大剂量摄入会造成急性中毒，导致肝脏急性病变，甚至死亡。持续微量摄入会在人体内积累，引起慢性中毒，导致肝癌。黄曲霉毒素是人类肝癌发病的重要原因。

### （六）预防霉菌及毒菌毒素对食品污染的措施

预防霉菌及毒菌毒素的污染与污染后的去毒是预防霉菌及其毒素对人类危害的主要措施。

（1）防霉。预防是避免霉菌及毒菌毒素污染食品最基本的措施。食品的防霉主要通过控制温度、湿度、氧气等能够影响霉菌生理活性的外界条件来实现。粮食、食品等保存在低温、通风干燥处；粮食在保存时应当降低其水分，大部分粮食的水分要控制在12%以下，玉米在8%以下；用充氮或二氧化碳的方法除脱氧气。

（2）去毒。去毒的方法较多，有挑选霉粒法、碾压加工法、加碱去毒法、物理吸附法、水洗去毒法、微生物去毒法、氨处理法、微波加热法、加盐法等。对于已被黄曲霉毒素污染的油料，在烹饪时用加盐法去毒效果较好。操作步骤是将油加热至 120 ℃ 左右加入盐，然后继续将油加热至 180 ℃ 保持 30 s。加盐后油的沸点提高，在高温下黄曲霉被破坏掉，可以破坏 95%的黄曲霉毒素。

## 三、食品的病毒污染及预防

病毒是比细菌还要小的非细胞微生物，自然界分布广泛，人、动物、植物、微生物都是病毒的宿主。病毒可以通过空气、工作服、粪便等污染食物，从而引起疾病。由于病毒只能在细胞中进行增殖，所以食品上的病毒不会增殖。烹饪时彻底加热就可以杀死病毒。病毒污染食品的方式有多种，不洁的工具、设备、手、衣物等直接接触食品；加工用水不达标；不良的个人卫生习惯，如吐痰、挖鼻孔、便后不洗手等；患病个体体液传播，如打喷嚏、擦眼泪等。预防病毒污染食品的方法是勤做卫生、注意个人卫生、患病个体不允许上岗、食物加热要充分、剩菜再次食用前彻底加热。

## 四、食品的寄生虫污染及预防

寄生虫是指一生中暂时或长久地存活于另一种生物的体表或体内的生物，被寄生的生物称为宿主。寄生虫会从宿主体内获得营养，同时会给宿主造成伤害。寄生虫可通过多种途径进入人体，被污染的食物是一个重要方式。寄生虫会在人体内争夺营养，阻塞及压迫组织，代谢有毒物质或者直接损害宿主寄生部位。由于饮食不卫生而容易导致食品污染的寄生虫有猪肉绦虫、蛔虫、旋毛虫、肝吸虫等。

人感染寄生虫主要是由于食用了不洁的生食、半生食或加热不彻底的食物。烹饪时彻底加热可杀死寄生虫。

## 五、食品昆虫污染和动物污染的预防

餐饮业是一个围绕食品展开的行业，丰富的食物是对昆虫及动物的最大诱惑。因此，防虫、防鼠非常重要。食品及原料要保管好，用容器盛放，不裸露放置，及时处理餐厨垃圾，不给昆虫及动物提供食物来源。日常工作中，操作间的门窗应装配严密，缝隙吻合；与外界直接相通的门窗应配置容易拆洗的不锈钢纱网或气幕；各操作间的门可以自动闭合；不在窗户内部设置窗台。距地面 2 米设置昆虫诱捕灯，诱捕灯下不能放置食物及食品原料。诱捕灯配置平台或底托，防止在高处被灭杀的昆虫落入食物。排水管、通风管保持完好无破损，排水沟与排气孔安置孔径小于 6 m 的金属栅板或罩网。除排水管与通风管外，其他所有管洞都要用水泥封堵，如空调穿墙眼、电缆管道等。灭虫、灭鼠建议采用物理方法，如诱捕灯、粘蝇纸、电子捕鼠器、捕鼠夹等，不建议采用化学毒剂毒杀的方法。以灭鼠剂为例，国家禁用急性灭鼠剂，其他灭鼠剂不会立刻毒死老鼠，老鼠有可能在摄食时将身上沾染的灭鼠剂迁移到食物上，产生食品的化学性污染。如果老鼠在中央空调内死亡，腐败的气味会被空气循环系统传遍整个酒店。如果确需使用鼠药，应当由专人看管负责，并且投放位置要正确，以免发生食品污染及误食事件。除此之外，还要劝导顾客不要携带猫、狗、香猪等动物进入饭店，以免发生食品的生物性污染。

**案例四：**

某夫妇在"五一"节前夕到某市探亲，当晚包括该夫妇和孩子等在内的八口人到某餐馆进餐，该夫妇的孩子当时刚满 4 岁。当进餐快要结束时，该孩子的父亲发现孩子正在往嘴巴里塞一些粉色的东西。父亲认出是老鼠药，迅速夺下孩子手里的老鼠药，其母亲用手将老鼠药从孩子嘴里往外抠。据该儿童父亲反映，鼠药是放在餐桌下面的一个盒子里的，进餐时并不知道餐桌底下有老鼠药。事后该儿童被送到医院进行洗胃，家人拨打了报警电话。该儿童父亲表示，饭店不应该把老鼠药放在餐桌下面，饭店在就餐前也没有进行相关提示，为此，向饭店提出了赔偿要求。而饭店负责人表示，鼠药是严格按照卫生防疫部门的要求投放的，放在鼠盒内，鼠盒又放在了一个很隐蔽的地方，因此饭店没有责任。

**【评析】**餐饮行业的食品安全问题不仅仅局限于预防各种污染上，一些本来用于保证食品安全的措施错误使用也为食品安全造成了隐患。从以上案例可以看出，餐饮企业是按照规定投放鼠药，但是其投放的位置为餐桌下，餐桌下经常成为儿童钻爬嬉戏的地方，由于儿童不能正确分辨鼠药与食物，所以会发生误食。对这种情况，餐饮企业从业人员与管理者应当充分认识。鼠药除了要放置正确、安全使用外，还应在放置鼠药的器具外进行明确而显着的标识，在有儿童就餐的情况下，应主动提醒顾客注意看管孩子，避免误食鼠药。

# 第二节　化学性危害及预防

从粮食、蔬菜的种植到餐饮企业加工成的成品，各个环节都有可能发生食品的化学性污染。粮食作物种植时农药的过量使用、餐饮企业杀虫剂的错误使用等都是造成食品化学性污染的原因。

## 一、食品的农药污染

农药是农业的重要生产资料。它可以有效控制病虫害，提高作物抗病能力，消灭杂草，提高作物产量，但是农药的使用是有时间和量的要求的，不按要求使用农药，会使农药迁移到人体内，危害人体健康。

农药对食品的污染主要来自以下3个方面。

（1）农药直接对农作物及食品的污染。不按规定使用农药，施用过量、过频繁，距离作物收获期太近，都会产生残留。

（2）农作物从被污染的环境中吸收有毒化学物质。工业废水、废气、废渣不经净化处理便排放；粮仓内使用氯化苦等有毒药剂熏蒸粮食；用污染了农药的工具运输粮食蔬菜等，都会造成农药污染。

（3）通过食物链的富集作用。如果用被农药污染了的饲料喂养禽畜，农药就会在禽畜体内蓄积，最后导致禽畜体内农药超标。作为餐饮企业，在进行食品加工时，应当尽量去除食品原材料上的残留农药。餐饮企业应当到有证照的市场采购蔬菜，规模大的餐饮企业可与供应商签订供货协议；餐饮企业如果有能力的话，可自备农药检测试纸条、试剂盒、检测仪等；不要迷信蔬菜品相，品相越好则农药残留可能越高；加工前要对蔬菜进行彻底清洗，浸泡时间要尽量长，以便最大限度溶解出农药。蔬菜用自来水浸泡10～60 min，可去除15%～60%的残留农药，用果蔬清洗剂进行清洗效果更佳。热水洗涤效果比冷水好。高温加热有助于农药的分解。蔬菜在洗净后再用热水焯，可去除30%的农药。部分农药对光敏感，在阳光照射下可加速农药分解。果蔬去皮食用基本可去除残留农药。

**案例一：**

一项研究结果显示，在某农业产区的土壤、水体和空气中可检测出百余种农药，其中不乏已禁用多年的农药。在随后的调查中发现，在该地区可以很容易购买到国家明文禁止使用的农药，在该地区的田间可以找到很多农药瓶，其中不乏呋喃丹，氧乐果、甲基对硫磷、硫丹等农业部明令禁用或限用的农药。此外，在田间的沟渠和存放农药的棚架中也发现了国家禁/限用农药。该地区农民表示，由于当地潮湿多雨，害虫生长速度很快，菜农喜欢用效果好、时间长的乳油剂农药，农药喷洒量自然也会增加。但由于其他农药效果差、价格高，且只能杀死成虫，不能杀灭虫卵，所以菜农们才会使用价格低、毒性强、效果好的国家禁/限用农药。据介绍，使用了禁/限用农药的蔬菜品相好、产量高，某些蔬菜的产量能比正常种植的多一倍。当地不少农户将土地租借给其他人耕种，这些人种植的蔬菜很少有虫害发生，但他们种的菜都对外出售，自己基本不吃。调查中发现，农药店不会将国家禁/限用农药放在柜台上出售，但是当地的熟人可以很容易地购买到此类农药。由于当地菜农喜欢用高毒的禁/限用农药，导致低毒农药销售情况并不好。当地菜农表示，同一批菜需要分几次采摘，为了确保后摘的菜没有虫害，在采摘第一批蔬菜前都会喷洒一次农药，药效一般为7天，而第三、四批正好是在7天之后采摘的，所以第一、二批采摘的比较危险。当地某菜农的儿子表示，自己知道当地种菜的农药使用情况，一直不吃父亲种的菜。某菜农表示，他种的菜销往外地或进入超市，整个过程没有任何检验环节。

【评析】以上案例可以看出，我国部分地区农药污染严重。农药可以通过土壤→植物→人体或土壤→人体等途径进入人体。它对空气的污染可以对更远距离的人产生影响，如可以导致呼吸系统疾病或急、慢性中毒等。农药也会使生态环境受到破坏，蛙类、蛇类、鸟类等害虫天敌会被杀死。害虫天敌的减少，会使农业更加依赖农药，整个农业有可能陷入恶性循环。餐饮行业在采购食品原料时，要去正规市场购买，并且一定要索证索票，以备食品安全事故确定权责之用。不要购买有异味的果蔬，不要拒绝品相差的果蔬。有条件的餐饮企业可以自备农药检测设备，并对采购人员进行培训，掌握检测设备的使用方法。在进行食品加工时应当将原料进行充分浸泡清洗，必要时可加入食品清洗剂。能够去皮的果蔬，去皮后再进行加工。

## 二、食品的兽药污染

兽药是家禽、家畜预防及治疗疾病的重要手段。目前使用的兽药主要有抗微生物制剂、驱虫剂和激素类制剂。兽药应当根据规定的用途、用法、用量来使用。近年来，养殖户为了预防禽畜及水产疾病而使用了大量的抗生素及磺胺类药物，造成动物兽药残留，损害了人体健康。长期大量使用抗生素，会增强动物体内细菌的耐药性。如果这些细菌污染了食物进入人体，那么抗生素便不能杀死此类细菌，不利于感染者的治疗。兽药还会引起过敏反应，食用牛奶出现皮肤过敏或荨麻疹的报道屡见不鲜，原因之一便是使用抗生素或磺胺类药物治疗奶牛乳腺炎时，不遵守操作规程，导致药物超标。在禽、畜的养殖过程中还会用到生长激素、性激素、甲状腺激素等，其中性激素、甲状腺激素危害最大，如果儿童食用了含有生长激素和乙烯雌酚的食物会导致早熟，并且食物中的激素还是内分泌失调、肿瘤、发育障碍、先天缺陷、不孕不育的重要诱因。

**案例二：**

牛初乳备受婴幼儿父母的推崇，广告宣传牛初乳能提高婴儿免疫力，增强抵抗力，这都让某些父母深信不疑。但是对牛初乳的争论却从未停止过。一些人认为牛初乳有可能导致儿童性早熟，一些人还认为牛初乳中含有雌激素。但是牛初乳的支持者却很快拿出证据来证明牛初乳的安全性。与此同时，越来越多的父母停止使用牛初乳，牛初乳的市场销量开始下滑。但是商家并没有停止对牛初乳的宣传，很多广告宣传牛初乳中含有免疫球蛋白，可抵抗病毒侵袭。正在双方对牛初乳的安全性争论不休时，中国卫生部的一纸规定禁止了牛初乳在婴幼儿配方食品中的使用。出于安全考虑，婴幼儿配方食品中不得添加牛初乳以及用牛初乳为原料生产的乳制品，该规定于2012年9月1日起执行，此前按照相关规定生产或进口的产品可在保质期内继续销售。

【评析】牛初乳是乳牛产崽后7天之内的乳汁，属生理异常乳，其物理性质、成分与常规乳差别很大；且产量低，工业化收集较困难，质量不稳定，不适合用于加工婴幼儿配方食品。2012年8月13日，中国卫生部召开发布会，对牛初乳的使用范围做了限定：婴幼儿配方食品不得添加牛初乳，其他食品可以添加使用牛初乳。这项规定于2012年9月1日起执行。婴幼儿配方食品包括婴儿配方食品、较大婴儿和幼儿配方食品、特殊医学用途婴儿配方食品3类。专家提示牛初乳不是营养必需品，购买正规品牌的奶粉便可满足孩子的生长需要。以上案例中牛初乳中的激素是否超标尚无定论，但是出于提高禽畜抗病能力、提高产奶量的需要，部分禽畜的抗生素、激素超标确有可能，而且兽药超标会对人体健康产生危害也确是事实。作为餐饮从业人员，在采购禽畜时，不要购买生长异常的禽畜，如个体大但生长时间短的禽畜。

采购禽畜原料时要索证索票。不向顾客尤其是儿童推荐有可能导致激素超标的食品，如毛鸡蛋等。

## 三、食品的有毒金属污染

食品中的有毒金属一般来自自然环境和生产过程的污染。如果作物产区及禽畜养殖基地被工业"三废"污染，或者其本身处于有毒金属含量高的地区，如火山地区，那么这些地区种植的作物及养殖的禽畜便有可能富集有毒金属。在食品生产与贮存过程中，与食品直接接触的生产设备，如管道、机械、容器等如果含有有毒金属，那么有毒金属就有可能直接污染食品，或者与食品发生反应后污染食品。被有毒金属污染的食物会对人体产生多种危害。有毒金属一旦进入人体便很难排出，半衰期较长，典型的进来容易出去难。有毒金属会通过食物链的富集作用使处于食物链顶端的生物有毒金属含量严重超标，如鱼、虾等水产体内的有毒金属浓度可能高于其生存环境数百倍甚至数千倍。有毒金属对人体造成的危害常以慢性中毒和远期效应为主，当个体出现中毒反应时往往已经发生比较严重的病变，如畸形、癌症或者基因突变，这种危害对人体造成的伤害不比有毒金属的急性中毒弱。由于短时间内微量摄入有毒金属不会出现中毒现象，因此往往不被人们重视，但是一旦出现症状时便已处于非常严重的情况。作为餐饮企业，要尽可能避免有毒金属对食物的污染。餐饮企业选购金属、陶瓷餐具时要从正规渠道购买，不要购买小商小贩的"三无"产品。餐具要选择图案颜色浅、面积小的餐具，并且不要使用金属、陶瓷餐具盛放酸性食物。

**案例三：**

某地有一水塘，表面上看并没有什么值得注意的地方，但它却是该省监察厅、环保厅当年 10 个省级督办的重点环境污染项目之一。这个水塘看似普通，但是其中却有大量电子垃圾，重金属镍含量超标。该水塘约 400 亩（1 亩=666.7 m²），深 60～70 m，其中部分水面水浮莲生长茂密，湖中还有鱼生存，但是当地人都不吃里面的鱼。据说，这个水塘最早是一个采石场，当时周边有很多电子产品拆解企业，其中还有电镀厂。电子垃圾、机油等废物都往里面排放。由于挖得太深，挖穿了地下河，地下水上溢变成了水塘。后来经过降雨，水塘便形成了现今的样子。导致水塘污染的除了以上原因外，水塘河渠的上游还有大量电子产品拆解企业，这些企业还在向河渠内排污。当地村民反映，每当下大雨该池塘便会溢流，外溢的塘水最终流入当地的主干河道，而这个河道下游建有 3 个自来水厂。同时由于塘底可能与地下河连通，有可能污染下游居民的井水。该水塘地处偏僻，但是其中有鱼类生活，鱼群引来不少外地人垂钓捕捞。但据当地居民介绍，池塘里的鱼有很大的异味，柴油味很重，做好后根本咽不下去。有人将鱼喂猫，但是猫根本不吃。

【评析】从以上案例可以看出，电子垃圾污染致使池塘镍超标。镍可以通过池塘的食物链不断向顶端生物富集，而鱼类正处于池塘食物链的顶端。如果人食用了池塘中的鱼，便会将富集在鱼体内的镍摄入体内，当摄入量超过人体耐受量时，便会出现中毒反应。同时，由于采石场挖穿了地下河，导致后期形成的池塘与地下河相连，如果下游居民饮用了被污染的地下水，或者用地下水浇灌蔬菜，镍就会直接或间接通过蔬菜进入人体，导致人体健康受到危害。作为餐饮企业从业人员一定要把好食品原料的采购关，采购食品原材料时一定要索证索票，不购买外观异常、有特殊味的原料。

## 四、食品添加剂的滥用及非食用物质污染食品

添加剂指的是为改善食品色、香、味等品质，以及为满足防腐和加工工艺的需要而加入食品中的化学合成或者天然物质。其按照制造原料的不同分为化学合成的或天然获取的。天然食品添加剂主要来自微生物代谢产物、动植物组织或矿物。化学合成食品添加剂指的是通过化学反应而得到的物质。不论是天然的还是化学合成的，只要按照相关规定使用，对人体健康是不构成危害的；但如果为了追求效果，擅自加大使用量，则会对人体健康产生危害。餐饮企业在使用食品添加剂时，应当以保持和改进食品营养与质量为目的，不能破坏食品的营养价值；不得使用食品添加剂来掩盖食品的缺点，如美化已经腐败的食物；尤其需要注意的是婴儿及儿童食品不得使用糖精、色素、香精等食品添加剂。物质可与肌肉中的血红蛋白和肌红蛋白相结合，生成亚硝基肌红蛋白，使肉呈现红色。亚硝酸钠性质不稳定，在空气中可被逐渐氧化为硝酸钠。亚硝酸钠能与人体血液中的血红蛋白结合，生成高铁血红蛋白，失去携氧能力，导致机体组织缺氧。亚硝酸钠按照规定使用不会引起急性中毒。硝酸钠在相关细菌的作用下可以生成亚硝酸钠。我国规定硝酸钠和亚硝酸钠只能用于肉类制品，最大用量为 0.5 g/kg 与 0.15 g/kg。

**案例四：**

某市发生了一起食用食品添加剂中毒事件，导致某中学近百名学生中毒，其中一人死亡。该市某流动摊贩靠制作、贩卖珍珠奶茶、炒粉、凉皮等为生。为了给珍珠奶茶保鲜，该摊贩从农贸市场购买了亚硝酸钠，经稀释后兑入奶茶中。该摊贩曾明确告诉自己的女友，亚硝酸钠是防腐剂，有毒，使用前必须用水稀释。某日，该摊贩在家配制完奶茶后，随手将剩余的亚硝酸钠放在厨房内的桌子上，然后外出进行经营销售。在销售过程中，他发现味精用完了，便打电话让女友送些味精过来。但是他的女友误认为厨房桌子上的亚硝酸钠就是味精，于是将亚硝酸钠给该摊贩送了过去。该摊贩未经辨认便将所谓的"味精"添加到了凉皮中，出售给当地一所学校的学生，结果导致该校近百名学生中毒，其中一人因抢救无效死亡。政府为此垫付 100 余万元。市检察院认为，该摊贩及其女友过失将危险化学品亚硝酸钠当味精加入凉皮中摆摊销售，造成大量学生中毒、其中一人死亡的严重后果，其行为均已构成过失投放危险物质罪。法院认为，检方指控罪名成立。两人因犯过失投放危险物质罪获刑，同时赔偿市政府经济损失 50 余万元。专家表示，亚硝酸钠是食品添加剂，在限量范围内使用对人体无害，但只能限量添加在肉制品中，起到护色和防腐的作用，不能在奶茶中使用。如果在其他食品中使用，便是严重的滥用食品添加剂行为。亚硝酸钠不但不能起到让珍珠奶茶保鲜的作用，反而会对人体造成伤害。亚硝酸钠中毒会造成皮肤青紫、呕吐、呼吸困难等症状，严重的会致命。

【评析】从以上案例可以看出，该摊贩由于缺乏食品添加剂知识，将亚硝酸钠用于奶茶保鲜，此行为已属于滥用食品添加剂；更由于疏于管理，造成了误投，产生了严重的后果。不但给受害者家庭造成了严重的伤害，同时也给社会造成严重的不良影响，自己也受到了严厉

的惩罚。因亚硝酸钠引起的食物中毒事件屡见报端，如果此类事故发生在餐饮企业，那么必将给企业造成严重打击，从基层的工作人员到高层的管理人员都会受到处罚，企业也会因此受到严厉的行政处罚与经济处罚。所以，餐饮企业不要将亚硝酸钠等有毒物质带入食品加工现场。如确需使用，一定要有专人负责管理，详细记录购买及使用情况，如购买地点、购买数量、用量、所用食品、领用人签单、剩余数量等，以防食品添加剂滥用、误用、超量及超范围使用。

1. 甜味剂

甜味剂是世界各国使用最多的一类添加剂。甜味剂也有天然与化学合成之分。

2. 着色剂

着色剂又称色素，是一类可以使食品着色、改变食品感官性状以刺激人食欲的一类物质。着色剂分天然与合成两类。天然色素主要来源于动植物或微生物代谢产物。合成色素又称煤焦油色素或苯胺色素，这是因为此类色素是从煤焦油中提炼，或以苯、甲苯、萘等芳香族化合物为原料人工合成的一类物质。合成色素具有化学性质稳定、容易调色、着色力强、成本低等优点。但合成色素的安全性较低，我国规定以下几类食物不得使用人工合成色素：肉类及加工食品，包括内脏加工产品；鱼类及加工品；水果及其制品，包括果汁、果脯、果酱、果子冻、酿造果酒；调味品，包括豆腐乳、醋、酱油、咖啡粉；婴幼儿食品，包括代乳粉、乳粉；饼干、糕点，但糕点上色可以使用。

3. 食用香精、香料

香精、香料是一类可以增强或改善食品芳香气味的添加剂，根据其毒理学特征可分为允许使用和暂准使用两类，根据加工原料来源可分为天然与合成两类。天然香料主要来自植物，如花椒、八角、茴香、桂皮、丁香、薄荷等。我国使用的天然香料有天然康乃克油、香叶油、姜油、橘橙油、玫瑰花油等。合成香料多由煤焦油等原料合成。合成香料使用时通常由多种香料单体调和而成，如橘子、香蕉、菠萝等香精。

4. 酸度调节剂

酸度调节剂是在食品加工或烹饪过程中添加的一类用于改善食品风味的酸味物质。它包括有机酸及有机酸盐，如柠檬酸、柠檬酸钠等。此类添加剂大多从天然植物中制备，毒性很低。在使用时注意此类酸度调节剂的纯度，尤其是生产过程中用到的原料的纯度，如盐酸、硫酸等，成品中不得检出游离无机盐。酸中对重金属含量也有要求，如砷不得超过 1.4 mg/kg，重金属（以铅计）不得超过 0.001%。柠檬酸、酒石酸、苹果酸、乳酸允许在饮料、罐头、酱类、糖果、糕点馅料中使用；酒石酸可用于罐头生产；醋酸、磷酸可用于调味品与罐头。

5. 抗氧化剂

抗氧化剂指的是能减缓食品成分氧化速度的一类物质。多不饱和脂肪酸具有预防心脑血管疾病、促进中枢神经发育及调节免疫功能的作用。但是，由于多不饱和脂肪酸含有双键，很容易被氧化。氧化后不但会丧失生理活性，还有可能产生危害人体的物质。因此，在食品加工过程中需要抗氧化剂来防止油脂的氧化酸败。抗氧化剂按来源分天然抗氧化剂和合成抗氧化剂。天然抗氧化剂种类少、性质不稳定、效果不好、价格高，而合成抗氧化剂种类多、化学性质稳定、效果好、价格低，因此，人们更倾向于使用合成抗氧化剂。目前，我国允许使用的合成抗氧化剂有丁基羟基茴香醚（BHA）、二丁基羟基甲苯（BHT）、没食子酸丙酯（PG）、叔丁基对苯二酚（TBHQ）和抗坏血酸。

6. 增味剂

增味剂又称鲜味剂，其本身并无鲜味，但对食品原有口味、滋味及风味具有补充、增进或改善的作用。餐饮企业经常用到的鲜味剂是谷氨酸钠，又名味精。我国规定可按生产需要适量使用于各类食品中。味精能在 pH 5.0 ~ 8.0 增强食品风味。味精在增强肉味和鲜味为主的食品中使用效果最好。

7. 酶制剂

酶制剂是从动植物或者微生物中提取的具有催化能力的物质，主要用于缩短食品加工时间及提高食品品质。酶制剂具有多种优点，如特异性强、活性高、条件温和等。酶制剂来源于生物及微生物，因此安全性较高。但是，工业酶制剂一般不是纯品，有可能含有毒素、抗生素等微生物有毒代谢物及残存原料，所以餐饮企业在购买酶制剂时应当从正规渠道购买，索证索票，不得使用工业酶制剂。目前，我国允许使用的酶制剂有 $\alpha$-淀粉酶、真菌淀粉酶、固定化葡萄糖异构酶、糖化酶、$\beta$-葡聚糖酶、精制果胶酶、乙酰乳酸脱酸酶、葡萄糖氧化酶、木瓜蛋白酶、由米曲霉或枯草孢杆菌及地衣芽孢杆菌制得的蛋白酶、由米曲霉制得的木聚霉酶。食品添加剂只要依法依规使用，就不会对人体造成危害。但是在食品中添加非食用物质会导致更严重的后果。瘦肉精、苏丹红、三聚氰胺等非食品添加剂多次出现在食品中，严重扰乱了食品市场，危害了群众健康。近年来，我国非常关注食品中添加非食用物质事件。为打击在食品及食品添加剂生产中违法添加非食用物质的行为，保障消费者身体健康，卫生健康委员会制定了《食品中可能违法添加的非食用物质和易滥用的食品添加剂名单》。餐饮从业人员及管理者应当掌握相关内容，以保护消费者健康，保证企业良好发展。

# 第三节　物理性危害及预防

食品的物理性危害主要包括单纯物理性危害和放射性危害两种。

## 一、单纯物理性危害

单纯物理性危害指的是食物在生产加工过程中混入的异物杂质，如金属、碎玻璃、泥土、沙石等。餐饮企业尤其要注意不要将操作人员的毛发、塑料袋、创可贴、指甲、纽扣、纸屑、线头、布条等混入食物。这些是生活常见的最容易混入加工食品的异物。如果这些异物是在家庭烹饪时混入可能并无大碍，但是作为一个餐饮企业，很可能会变得十分被动，要么给予顾客补偿，要么承受不良经营带来的恶劣影响。在互联网飞速发展的时代，发布和传播信息非常便利，一条信息在短时间内便会有上百人关注，这些人再将信息继续散布出去，将会给餐饮企业带来非常不利的影响。单纯性物理危害产生原因简单，去除容易，只要加强从业人员责任心，管理人员勤于监督，把控好操作环节便可防止异物混入。

## 二、放射性危害

放射性危害对于餐饮企业来说并不常见，如果发生放射性危害的话也是食品加工原料在采购时便已经污染。所以在采购食品原料时要注意原料产地，如果原料产地发生放射性物质泄漏事故，则不要采购产自该地区的食品原料。

# 第四节　食物中毒的预防

## 一、食物中毒的概念

食物中毒是指摄入了含有生物性和化学性有毒有害物质的食品，或把有毒有害物质当作食品摄入后出现的非传染性急性或亚急性疾病。食物中毒既不包括因暴饮暴食而引起的急性胃肠炎、食源性肠道传染病（如伤寒）和寄生虫病（如旋毛虫、猪囊尾蚴病），也不包括因一次大量或长期少量摄入某些有毒、有害物质而引起的以慢性毒害为主要特征（如致癌、致畸、致突变）的疾病。

## 二、食物中毒的主要原因

食物中毒的原因很多，由细菌引起的食物中毒占绝大多数。其食品主要是动物性食品（如肉类、鱼类、奶类和蛋类等）和植物性食品（如剩饭、豆制品等）。

食用有毒动植物也可引起中毒。如食入未经妥善加工的河豚可使末梢神经和中枢神经发生麻痹，最后因呼吸中枢和血管运动麻痹而死亡。一些含一定量硝酸盐的蔬菜，贮存过久或煮熟后放置时间太长，细菌大量繁殖会使硝酸盐变成亚硝酸盐，而亚硝酸盐进入人体后，可使血液中低铁血红蛋白氧化成高铁血红蛋白，失去输氧能力，造成组织缺氧。严重时，可使人呼吸衰竭而死亡。发霉的大豆、花生、玉米中含有黄曲霉的代谢产物黄曲霉素，其毒性很大，会损害肝脏，诱发肝癌，因此不能食用。食入一些化学物质如铅、汞、镉、氰化物及农药等化学毒品污染的食品可引起中毒。

## 三、食物中毒的特点

食物中毒发生的原因各不相同，但发病具有如下共同特点：

发病呈暴发性，潜伏期短，来势急剧，短时间内可能有多数人发病，发病曲线呈上升的趋势；中毒患者一般具有相似的临床表现，常常出现恶心、呕吐、腹痛、腹泻等消化道症状；发病与食物有关，患者在近期内都食用过同样的食物，发病范围局限在食用该有毒食物的人群，停止食用该食物后症状很快消失，发病曲线在突然上升之后即突然呈下降趋势，无余波；食物中毒患者对健康人不具传染性。

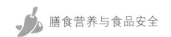

有的食物中毒具有明显的地区性和季节性，例如，我国肉毒梭菌毒素中毒 90% 以上发生在新疆地区；副溶血性弧菌食物中毒多发生在沿海各省；而霉变甘蔗和酵米面食物中毒多发生在北方。食物中毒全年皆可发生，但第二、第三季度是食物中毒的高发季节，尤其是第三季度。在我国引起食物中毒的各类食物中，动物性食品引起的食物中毒较为常见，占 50% 以上。其中肉及肉制品引起的食物中毒居首位。

## 四、食物中毒的预防原则

预防细菌性食物中毒，应根据防止食品受到细菌污染、控制细菌的繁殖和杀灭病原菌 3 项基本原则采取措施，其关键主要有以下几点：

（1）避免污染：即避免熟食品受到各种致病菌的污染。如避免生食品与熟食品接触、经常性洗手、接触直接入口食品的还应消毒手部、保持食品加工操作场所清洁，避免昆虫、鼠类等动物接触食品。

（2）控制温度：即控制适当的温度以保证杀灭食品中的微生物或防止微生物的生长繁殖，如加热食品应使中心温度达到 70 ℃ 以上。贮存熟食品，要及时热藏，使食品温度保持在 60 ℃ 以上，或者及时冷藏，把温度控制在 10 ℃ 以下。

（3）控制时间：即尽量缩短食品存放时间，不给微生物生长繁殖的机会。熟食品应尽快吃掉；食品原料应尽快使用完。

（4）清洗和消毒：这是防止食品污染的主要措施。对接触食品的所有物品应清洗干净，凡是接触直接入口食品的物品，还应在清洗的基础上进行消毒。一些生吃的蔬菜水果也应进行清洗消毒。

（5）控制加工量：食品的加工量应与加工条件相吻合。食品加工量超过加工场所和设备的承受能力时，难以做到按卫生要求加工，极易造成食品污染，引起食物中毒。

在食品中滥加营养素，对人体也有害，如在粮谷类缺少赖氨酸的食品中加入适当的赖氨酸，能够改善营养价值，对人有利。但若添加过量，或在牛奶、豆浆等并不需添加赖氨酸的食品中添加，就可能扰乱氨基酸在人体内的代谢，甚至造成对肝脏的损害。

## 五、食物中毒的分类

按病原物质可分为 4 类：

### 1. 细菌性食物中毒

主要有沙门菌食物中毒、变形杆菌食物中毒、副溶血性弧菌食物中毒、葡萄球菌肠毒素食物中毒、肉毒杆菌食物中毒、蜡样芽孢杆菌食物中毒、致病性大肠杆菌食物中毒、志贺菌食物中毒等。

### 2. 有毒动植物中毒

指误食有毒动植物或摄入因加工、烹调不当未除去有毒成分的动植物食物而引起的中毒，其发病率较高，病死率因动植物种类而异。有毒动物中毒，如河豚、有毒贝类等引起的中毒；

有毒植物中毒，如毒蕈、含氰苷果仁、木薯、四季豆、发芽土豆、鲜黄花菜等中毒等。

### 3. 化学性食物中毒

指误食有毒化学物质或食入被其污染的食物而引起的中毒，发病率和病死率均比较高，如某些金属或类金属化合物、亚硝酸盐、农药等引起的食物中毒。

### 4. 细菌毒素和霉变食品中毒

食用被产毒真菌及其毒素污染的食物而引起的急性疾病，其发病率较高。死亡率因菌种及其毒素种类而异，如赤霉病麦、霉变甘蔗等中毒。

## 六、食物中毒的现场处理

食物中毒发生后，即面临对患者、单位、食品、现场和责任的处理问题，进行各项处理的目的是防止所造成的危害进一步扩大，也是为了预防今后类似食物中毒的发生，是一项技术性很强，政策性也很强的工作，处理原则包括以下4个方面。

### 1. 患者的处理

对患者要采取紧急处理，并及时报告当地卫生行政部门，具体的处理包括：

（1）停止食用有毒食品；

（2）采集患者的标本，以备送检；

（3）对患者进行急救治疗，主要包括急救（催吐、洗胃和灌肠）、对症治疗和特殊治疗。

### 2. 有毒食品的处理

有毒食品可能剩余很少，也可能很多，处理包括：

（1）保护现场，封存有毒食品或疑似有毒食品；

（2）追回已售出的有毒食品或疑似有毒食品；

（3）对有毒食品进行无害化处理或销毁。

### 3. 中毒场所的处理

要根据不同的有毒食品，对中毒场所采取相应的消毒措施。处理主要包括：

（1）接触过有毒食品的炊具、餐具、容器和设备等，应予煮沸或蒸气消毒，或用热碱水、0.2%～0.5%漂白粉溶液浸泡擦洗；

（2）对患者的排泄物用20%石灰乳或漂白粉溶液消毒；

（3）中毒环境现场，在必要时进行室内外彻底的卫生清理，以0.5%漂白粉溶液冲刷地面，化学性食物中毒对包装有毒化学物质的容器应销毁或改作非食用用具。

### 4. 责任处理

食物中毒，尤其是造成重大人员伤残死亡的食物中毒，要进行严肃的法律责任处理。要依据《食品卫生法》和各有关具体法规，对造成食物中毒的个人或单位，进行相应的处理。在提出处理意见时，要严格依据法律法规条文并有充分的科学依据。

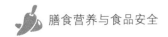

# 第五节  市售食品安全级别的识别

目前国内外食品大致可分成以下几类：无公害食品、绿色食品和有机食品。3 类食品在安全等级和数量上的关系见图 5-1。

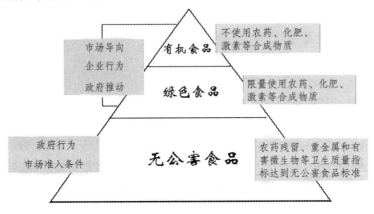

图 5-1  我国安全食品的结构

图 5-1 中的金字塔，越往上安全等级越高，数量也越少。由图 5-1 还可以看出，绿色食品、有机食品是典型的无公害食品，无公害食品包含绿色食品和有机食品。有机食品处于金字塔的最顶端。

## 一、识别食品生产许可的标志

国家质量监督检验检疫总局《关于使用企业食品生产许可证标志有关事项的公告》（总局 2010 年第 34 号公告）规定，从 2010 年 6 月 1 日起，食品包装上要标识 QS 标志，见图 5-2。"QS"是"企业食品生产许可"的拼音"QiyeshipinShengchanxuke"的缩写，它是企业食品生产许可证的标志，在"QS"下方标注有"生产许可"。

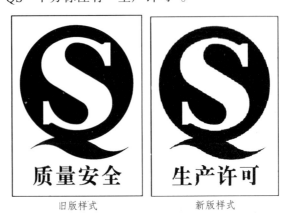

图 5-2  识别食品生产许可的标志

企业食品生产许可证标志由食品生产加工企业自行加印（贴）。使用该标志时，可根据需要按式样比例放大或者缩小，但不得变形、变色。

## 二、识别无公害食品

公害是指对公众健康的危害。食品中部分化学性污染物在 20 世纪中叶已在全球范围内造成公害，我国农业部从 2002 年开始，在全国范围内全面推进"无公害食品行动计划"。

无公害食品的定义：无公害食用农产品简称无公害食品，是指应用无公害的技术进行生产，经专门机构监测认定，使用无公害农产品标志的未经加工或者经过初步加工的食用农产品。

1. 无公害食品加工的安全控制要求

（1）加工用水要符合无公害农产品加工用水要求的标准；

（2）选用的原料必须是无公害农产品；

（3）加工所选用的设备、餐具、器具及产品包装材料、容器的选用都要安全无污染，不对人体健康和环境产生影响；

（4）有相应的专业技术和管理人员；

（5）所选用的食品添加剂，必须符合《中华人民共和国食品安全法》《食品添加剂使用卫生管理办法》等法规和标准，并经省、自治区、直辖市产品主管部门、卫生部门及有关部门共同批准，才能在无公害农产品生产、加工、储运中使用；

（6）有完善的质量控制措施，有完整的生产和销售记录档案。

2. 无公害食品的特点

（1）无公害食品的卫生品质标准严于国家颁布的食品安全标准；

（2）无公害食品的品质与价格既适应国内中等收入消费者的需要，又能与国际大市场接轨；

（3）无公害农产品生产技术的核心是通过优化的无公害栽培技术，获得符合无公害食用农产品标准的产品；

（4）必须具有无污染的基地，允许限量、限品种、限时间使用化肥、农药；

（5）这类无公害农产品以农业的初级产品为主，农产品加工品为辅，相当注重产品的质量。

3. 识别无公害食品的标识

获得无公害食品认证证书的单位和个人，可以在证书规定的产品、包装、标签、广告、说明书上使用无公害食品标志，如图 5-3 所示。

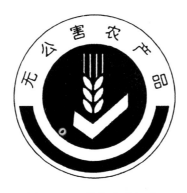

图 5-3　无公害食品标志

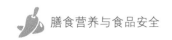

## 三、识别绿色食品

20 世纪 90 年代起中国农业部推行绿色食品认证制度。

绿色食品的概念：指遵循可持续发展原则，按照特定生产方式生产，经专门机构认定，许可使用绿色食品标志，无污染的安全、优质、营养类食品。

### （一）绿色食品的类别

#### 1. A 级绿色食品

指产地环境符合 NY/T391—2000 要求，生产过程中严格按照绿色食品生产资料使用准则和生产操作规程要求，限量使用限定的化学合成生产资料，产品质量符合绿色食品产品标准，经专门机构认定，许可使用 A 级绿色食品标志。

#### 2. AA 级绿色食品

指产地环境符合 NY/T391—2000 要求，生产过程中不使用化学合成的肥料、农药、兽药、饲料添加剂、食品添加剂和其他有害于环境和身体健康的可使用 AA 级绿色食品标志。

二者主要区别：

在生产过程中，AA 级不使用任何农药、化肥和人工合成激素；A 级则允许限量使用限定的农药、化肥和合成激素。

### （二）绿色食品加工的安全控制

#### 1. 必须具备的条件

（1）产品或产品原料的产地符合绿色食品的生态环境标准；

（2）农作物种植、禽畜饲养、水产养殖及食品加工必须符合生产操作规程；

（3）产品必须符合绿色食品的质量和安全标准；

（4）产品标签必须符合相关规定。

#### 2. 加工安全的基本原则

（1）可持续发展原则：在加工中注重原料的综合利用；

（2）天然营养原则：在加工中保持食品的天然营养特性；

（3）避免被污染原则：严格控制污染源；

（4）环境保护原则：注重对环境的保护。

## 四、绿色食品的标识

中国绿色食品发展中心推出了由太阳、植物叶片和蓓蕾组成的圆形标志作为绿色食品的商标，这是一个由农业部在国家工商行政管理总局商标局正式注册的质量证明商标，其商标专用权受《中华人民共和国商标法》保护，见图 5-4。

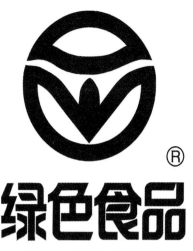

图 5-4　绿色食品的标识

## 五、识别有机食品

有机食品的概念：它是一类在生产中不使用任何人工合成化学品，也不使用基因工程和辐照技术，按照国际有机食品要求生产，应用天然物质和对环境无害的方式生产与加工形成，并通过独立的认证机构认证的环保型安全食品。

1. 有机食品的特点

（1）原料来自有机农业生产。

（2）有机食品有特定的标准。

（3）有机食品强调生产全过程的管理。

（4）有机食品符合国际有机农业运动联盟（IFOAM）有关加工基本标准的要求。

（5）有机食品注重生态道德等相关问题。

2. 有机食品的标识

中国有机（生态）食品拥有一个专门的质量认证标志，已经在国家工商行政管理总局商标局注册。如图 5-5。

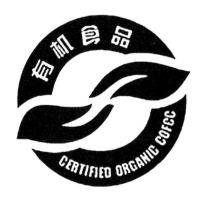

图 5-5　有机食品的标识

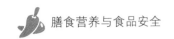

# 第六节　市售食品新鲜度的判定

## 一、掌握谷物类新鲜度的判定方法

谷物类原料是我国人民的主食原料，其品种繁多，但全国各地人民的主食来源差别不大，主要以大米和面粉为主。

### （一）大米的品质鉴别

大米的品质是由多方面因素决定的，主要包括某种大米的特点、种植时期的水含量、成熟情况、地区差别、加工的方法以及大米存放时间的长短等。鉴别大米的品质时应以其粒形、腹白、硬度、新鲜度而判定。

1. 米的粒形

米的粒形均匀、整齐，没有碎米和爆腰米，则品质为好，相反品质较差。爆腰米为粒上有裂纹的米，易碎。

2. 米的腹白

米的腹白是米粒上呈乳白色而不透明的部分。腹白占米的面积大，质量差；否则相反。腹白较多的米硬度低，易碎，蛋白质含量低，品质较差。

3. 米的硬度

米的硬度是指米抵抗机械压力的程度。硬度大，品质较好；硬度小，易碎，品质较差。

4. 米的新鲜度

新鲜的米有清香味和光泽，无米糠和夹杂物，无虫害，无霉味、异味、卫生，用手摸时滑爽干燥无粉末。而陈米则颜色暗淡无光，有虫害痕迹，有异味。

### （二）面粉的品质鉴别

不同的面粉品种，其品质区别较大，但水分、颜色、面筋质和新鲜度是鉴别面粉质量的重要依据。

1. 水　分

面粉含水率应在 12%～13%，含水量正常的面粉用手捏有滑爽的感觉。一般捏而有形不散，则说明含水量过多，不易保管。

2. 颜　色

面粉的颜色是由面粉的加工精度决定的。通常面粉色越白，加工精度越高，维生素含量越低。

3. 面筋质

面粉中的面筋质是由蛋白质构成的，它是决定面粉品质的重要指标。面筋质可使面粉制品体积增大、定型、增加劲力。因此面筋质含量的多少应视其品种而言，如面条粉则应以面筋质含量多为佳，而包子粉则应以面筋质含量少为佳。

4. 新鲜度

新鲜面粉有正常的气味，颜色较淡。凡有异味、颜色发深的，则说明面粉已过保质期。面粉新鲜度是鉴别面粉品质的最基本标准。

## 二、掌握果蔬食品新鲜度的判定方法

### （一）蔬菜类原料的品质鉴别

烹饪原料的品质鉴别方法主要有理化鉴定和感官鉴定。对鲜嫩的蔬菜类品质鉴定主要是依靠感官鉴定的方法。蔬菜的感官鉴定主要是从原料固有品质、原料的纯度与成熟度、原料的新鲜度、原料的清洁卫生4个方面进行鉴定的。

1. 叶菜类蔬菜的品质鉴别

以鲜嫩清洁，叶片形状端正肥厚或叶球坚实，无烂叶、黄叶、老梗，大小均匀，无损伤及病虫害，无烂根及无泥土者为佳。

2. 茎菜类蔬菜的品质鉴别

以大小均匀整齐、皮薄而光滑、皮面无锈斑、质嫩、肉质细密、无烂根、无泥土者为佳。

3. 根菜类蔬菜的品质鉴别

以大小均匀整齐、肉厚质细、脆嫩多汁、无损伤及病虫害、无黑心、无发芽、无泥土者为佳。

4. 果菜类蔬菜的品质鉴别

以大小均匀整齐、果形周正、成熟度适宜、皮薄肉厚、质细脆嫩多汁、无损伤及病虫害、无腐烂者为佳。

5. 花菜类蔬菜的品质鉴别

以花球及茎色泽新鲜清洁、坚实，肉厚、质细嫩、无损伤及病虫害、无腐烂、无泥土者为佳。

6. 芽苗类蔬菜的品质鉴别

以大小均匀整齐、色泽新鲜清洁、脆嫩多汁、肥壮、无腐烂者为佳。

### （二）水果类原料的品质鉴别

1. 优质水果

具有典型果形，表皮色泽光亮，肉质鲜嫩、清脆，有固有的清香味，无机械外伤和病虫害，亚硝酸盐含量≤4 mg/kg。

2. 次质水果

表皮较干，不够丰满，光泽较暗，肉质清脆度差，含水量下降，营养减少，清香味减退，

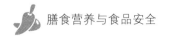

有部分斑点。去除斑点、虫伤部分后仍可食用。

**3. 变质水果**

严重腐烂、虫蛀、变味，不可食用。

## 三、掌握蛋类食品新鲜度的判定方法

### （一）鲜蛋的品质鉴别

鲜蛋的品质检验对烹调和蛋品加工的质量起着决定性作用。鉴定蛋的质量常用感官鉴定法和灯光透视鉴定法，必要时可进一步进行理化鉴定和微生物检查。

**1. 感官检验**

感官检验主要凭人的感觉器官（视、听、触、嗅等）来鉴别蛋的质量。鲜蛋的蛋壳洁净、无裂纹，有鲜亮光泽。蛋壳表面有一层胶质薄膜并附着有白色或粉红色霜状石灰质粉粒，用手触摸有粗糙感。将几个蛋在手中轻磕时有如石子相碰的、清脆的"咔咔"声，用手摇晃无响水声，手掂有沉甸甸的感觉，打开后蛋黄呈隆起状，无异味。反之，则可能是陈次蛋或劣质蛋。

**2. 灯光透视检验**

灯光透视检验是一种既准确又行之有效的简便方法。由于蛋本身有透光性，其质量发生变化后，蛋内容物的结构状态就发生相应的变化，因此在灯光透视下有各自的特征。灯光透视时主要观察蛋白、蛋黄、系带、蛋壳、气室和胚胎等的状况，以综合评定蛋的质量。

（1）鲜蛋。蛋壳无斑点或斑块；气室固定，不移动；蛋白浓厚透明，蛋黄位居中心或略偏，系带粗浓；无胚胎发育迹象。

（2）破损蛋。灯光透视下见到蛋壳上有很细的裂纹，将蛋于手中磕碰时有破碎声或闷哑声则是裂纹蛋；鲜蛋受挤压使蛋壳表面有明显的局部破裂凹槽，但蛋白膜仍很完整，并不见蛋清的为"硌窝蛋"；蛋壳破裂严重，有蛋液流出的叫"流清蛋"。破损蛋容易受污染，宜尽快食用。

（3）陈次蛋。陈次蛋包括以下几种：①陈蛋透视时气室较大，蛋黄阴影明显，不在蛋的中央；②靠黄蛋气室大，蛋白稀薄，系带变稀变细，能明显看到蛋黄暗红色的影子，将蛋转动，蛋黄暗影始终浮在蛋的上侧；③搭壳蛋气室比靠黄蛋进一步增大，蛋黄有少部分贴在蛋壳内表面上，蛋黄阴影明显；④轻度搭壳蛋贴壳部位只有豆粒大小，用力转动，蛋黄会因惯性而离开蛋壳；⑤重度搭壳蛋贴壳部位较大，粘着牢固。陈次蛋尚可食用，但应尽快，且应长时间加温，以杀死致病微生物。

（4）劣质蛋。劣质蛋常分为以下几种：①黑壳蛋透视时可见到蛋黄大部分贴在蛋壳某部，呈现较明显的黑色影子，气室很大，蛋内透光度大大降低，往往有霉菌斑点或小斑块；②散黄蛋的气室状况、蛋白状况以及透光度均不定，蛋内呈云雾状或暗红色，霉蛋透视时可发现有霉点或霉斑；③黑腐蛋透视时蛋内全部不透光，呈灰黑色。劣质蛋中，黑贴壳蛋、散黄蛋轻度者经高温处理尚可食用，重度及霉蛋、黑腐蛋均不可食用。

另外，还有一些经过孵化的蛋，如白蛋（未受精蛋），内有血丝、血块，去除后仍可食用；

孵退蛋（又称喜蛋、毛蛋、死胎蛋、鸡仔蛋，系受精蛋，雏未形成，胎已死）、旺蛋（又称凤凰蛋，鸡雏已成）均不可食用。

### （二）蛋制品的品质鉴别

#### 1. 松花蛋

一看：观察蛋壳是否完整，壳色灰白无黑斑、无裂纹和无破损者为好；二掂：将蛋放在手中轻掂，颤动大，有弹性的为好；三摇晃：手拿蛋靠近耳边上、下、左、右摇晃数次，听蛋的内容物，无声响的为好；四照：灯光透视，若蛋内大部分呈黑色或深褐色为优质蛋，若大部分呈黄褐色透明体，则是未成熟的松花蛋。

#### 2. 咸　蛋

蛋壳完整，无裂纹，无破损，表面清洁；气室较小；蛋白应纯白，无斑点，细嫩；蛋黄应色泽红黄，形状圆而黏度大，煮熟后起油或有油流出；咸味适中，无异味。

## 四、掌握水产食品新鲜度的判定方法

### （一）鱼类的品质鉴别

#### 1. 新鲜鱼

（1）鳃。新鲜鱼的鱼鳃色泽呈鲜红色或粉红色（海鱼鱼鳃色紫或紫红），鳃盖紧闭，黏液较少，呈透明状，无异味，鱼嘴紧闭，色泽正常。

（2）眼。鱼眼清澈而透明，向外稍稍凸起，黑白分明，没有充血发红的迹象。

（3）鳞。鱼皮表面黏液较少且透亮清洁。鳞片完整并有光泽，紧贴鱼体。

（4）腹部。鱼腹部肌肉坚实无破裂，腹部不膨胀，腹色正常。

（5）肌肉。鱼肉组织紧密有弹性，肋骨与脊骨处的鱼肉结实，不脱刺。

#### 2. 不新鲜的鱼

（1）鳃。鱼鳃呈灰色或暗红色，鳃盖松弛。鱼嘴张开，苍白无光泽。

（2）眼。鱼眼灰暗，稍有塌陷，发红。

（3）鳞。鱼皮表面有黏液，透明度降低，鱼鳞松弛且有脱鳞现象。

（4）腹部。鱼腹部发软，有膨胀。

（5）肌肉。鱼肉组织松软，无弹性，肋骨与脊骨极易脱离，易脱刺。

#### 3. 腐败的鱼

（1）鳃。鱼鳃呈灰白色，有黏液污物，有异味。

（2）眼。鱼眼球破裂，位置移动。

（3）鳞。鱼皮表面色泽灰暗、鱼鳞特别松弛，极易脱落。

（4）腹部。鱼腹部膨胀较大，有腐臭味。

（5）肌肉。鱼体肌肉极松弛，用手触压便能压破鱼肉，骨肉分离。

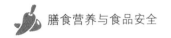

## （二）虾的品质鉴别

### 1. 新鲜的虾

新鲜虾头尾完整，爪须齐全，有一定的弯曲度，壳硬度较高，虾身较挺，虾皮色泽发亮，呈青绿色或青白色，肉质坚实细嫩。

### 2. 不新鲜的虾

不新鲜的虾头尾容易脱落或离开，不能保持原有的弯曲度。虾皮壳发暗，色度为红色或灰红色，肉质松软。

## （三）蟹的品质鉴别

河蟹以死活作为标准。市场只能出售活蟹，死蟹不能出售，以免引起食物中毒。
梭子蟹为海蟹，只有刚捕捞出水时为活的，离开海水后很快就会死亡。

### 1. 新鲜蟹

不论河蟹还是海蟹，身体完整，腿肉坚实，肥壮有力，用手捏有硬感，脐部饱满，分量较重。外壳青色泛亮，腹部发白，团脐有蟹黄，肉质新鲜。好的河蟹动作灵活，翻过来能很快翻转，能不断吐沫并有响声。海蟹腿关节有弹性。

### 2. 不新鲜的蟹

不新鲜的蟹腿肉空，分量较轻，壳背呈青灰色，肉质松软。河蟹行动迟缓不活泼，海蟹腿关节僵硬。

## （四）污染鱼类的鉴别

### 1. 看鱼形

凡是受污染较严重的鱼其体形一般有变化，如外形不整齐，脊柱弯曲，与同类比较其头大，尾小，鱼鳞部分脱落，皮发黄，尾部发青，肌肉有紫色的瘀点。

### 2. 辨鱼鳃

鳃是鱼的呼吸器官，主要部分是鳃丝，上面密布细微的血管，正常鱼应是鲜红色。被污染的鱼，其水中毒物可聚集鳃中，使鱼鳃大多变成暗红色，不光滑，比较粗糙。

### 3. 观鱼眼

有些受污染的鱼其体形和鱼鳃都比较正常，但眼睛出现异常，如鱼眼混浊，失去正常的光泽甚至向外鼓出。

### 4. 尝鱼味

污染严重的鱼经煮熟后，食用时一般都有一种怪味，特别是煤油味。这种怪味是由于生活在污染水域中的鱼，鱼鳃及体表沾有较多的污染物，煮熟后吃到嘴里便有一股煤油味或其他不正常的味，无论如何清洗及用其他方法处理，这种不正常的味道始终去不掉，所以不能食用。

## 五、掌握肉类食品新鲜度的判定方法

### （一）畜类原料的品质鉴别

1. 家畜肉的感官检验

家畜肉的品质好坏，主要以新鲜度来确定。其新鲜度一般分为新鲜肉、不新鲜肉、腐败肉 3 种，常用感官检验方法来鉴定。家畜肉的感官检验主要是从色泽、黏度、弹性、气味、骨髓状况、煮沸后肉汤等几方面来确定肉的新鲜程度（表 5-1）。

表 5-1　家畜肉的感官鉴别标准

| 特征 | 新鲜肉 | 不新鲜肉 | 腐败肉 |
|---|---|---|---|
| 色泽 | 肌肉有光泽，色淡红、脂肪均匀洁白（新鲜牛肉脂肪呈淡黄色或黄色） | 肌肉色较暗，脂肪呈灰色，无光泽 | 肌肉变黑或淡绿色，脂肪表面有污秽和霉菌或出现淡绿色，无光泽 |
| 黏度 | 外表微干或有风干膜，微湿润，不粘手，肉液汁透明 | 外表有一层风干的暗灰色或表面潮湿，肉液汁混浊，并有黏液 | 表面极干燥并变黑或者很湿、粘，切断面呈暗灰色，新切断面很黏 |
| 弹性 | 刀断面肉质紧密，富有弹性，指压后的凹陷能立即恢复 | 刀断面肉比新鲜肉柔软弹性小，指压后的凹陷恢复慢，且不能完全恢复 | 肉质松软而无弹性，指压后凹陷不能复原。肉严重腐败时能用手指将肉戳穿 |
| 气味 | 具有每种家畜肉正常的特有气味，刚宰杀后不久的有内脏气味，冷却后变为稍带腥味 | 有酸的气味或氨味、腐臭气，有时在肉的表层稍有腐败味 | 有刺鼻的腐败臭气，在深的肉层也有腐败臭气 |
| 骨髓的状况 | 骨腔内充满骨髓，呈长条状，稍有弹性，较硬，色黄，在骨头折断处可见骨髓的光泽 | 骨髓与骨腔间有小的空隙，较软，颜色较暗，呈灰色或白色，在骨头折断处无光泽 | 骨髓与骨腔有较大的空隙，骨髓变形软烂，有的被细菌破坏，有黏液且色暗，并有腥臭味 |
| 煮沸后的肉汤 | 透明澄清，脂肪凝聚于表面，具有香味 | 肉汤浑浊，脂肪呈小滴浮于表面，无鲜味，往往有不正常的气味 | 肉汤污秽带有絮片，有霉变腐臭味，表面几乎不见油滴 |

2. 冷冻的家畜肉的感官检验

标准与鲜畜肉基本相同。

3. 家畜内脏的感官检验

见表 5-2。

表 5-2　家畜内脏的感官鉴别标准

| 种类 | 新鲜 | 不新鲜 |
|---|---|---|
| 肝 | 褐色或紫红色，有光泽，有弹性 | 颜色暗淡或发黑，无光泽，表面萎缩有皱纹，无弹性，很松软 |
| 肾 | 浅红色，表面有一层薄膜。有光泽，柔润富有弹性 | 外表颜色发暗，组织松软，有异味 |
| 胃 | 有弹性，有光泽，颜色一面浅黄色，一面白色，黏液多，质地韧而紧实 | 白中带青，无弹性，无光泽，黏液少，质地软烂 |
| 肠 | 色泽发白，黏液多，稍软 | 色泽有淡绿色或灰白色，黏液少，发黏软，腐臭味重 |
| 肺 | 色泽淡红，光洁，富有弹性 | 色灰白，无光泽，有异味 |
| 心 | 用手挤捏一下有鲜红或暗红色的血液或血块排出，组织坚韧，富有弹性，外表有光泽，有血腥味 | |

## （二）禽肉类原料的品质

1. 鲜禽肉的品质检验

鲜禽肉的品质检验主要以家禽肉的新鲜度来确定。采用感官检验的方法，从其嘴部、眼部、皮肤、脂肪、肌肉、气味、肉汤等几个方面，检验其新鲜、不新鲜，或是腐败（表 5-3）。

表 5-3　鲜家禽肉的感官鉴别标准

| 项目 | 新鲜禽肉 | 不新鲜禽肉 | 腐败禽肉 |
|---|---|---|---|
| 嘴部 | 有光泽，干燥有弹性，无异味 | 无光泽，部分失去弹性，稍有异味 | 暗淡，角质部位软化，口角有黏液，有腐败味 |
| 眼部 | 饱满，充满整个眼窝，角膜有光泽 | 部分下陷，角膜无光 | 干缩下陷，有黏液，角膜暗淡 |
| 皮肤 | 呈淡白色，表面干燥，稍湿不粘 | 淡灰色或淡黄色，表面发潮 | 灰黄，有的地方呈淡绿色，表面湿润 |
| 肌肉 | 结实而有弹性，鸡的肌肉呈玫瑰色，有光泽，胸肌为白色或淡玫瑰色；鸭、鹅的肌肉为红色，幼禽有光亮的玫瑰色 | 弹性小，手指按压后不能立即恢复或完全恢复 | 暗红色、暗绿色或灰色，肉质松弛，手指按压后不能恢复，留有痕迹 |
| 脂肪 | 白色略带淡黄，有光泽，无异味 | 色泽稍淡或有轻度异味 | 呈淡灰色或淡绿色，有酸臭味 |
| 气味 | 有该家禽特有的新鲜气味 | 轻度酸味及腐败气味 | 体表及腹腔有霉味或腐败味 |
| 肉汤 | 有特殊的香味，肉汤透明，芳香，表面有大的脂肪滴 | 肉汤不太透明，脂肪滴小，香味差，无鲜味 | 浑浊，有腐败气味，几乎无脂肪滴 |

2. 活家禽质量的检验

左手提握两翅，看头部、鼻孔、口腔、冠等部位有无异物或变色，眼睛是否明亮有神，口腔、鼻孔有无分泌物流出。右手触摸嗉囊判断有无积食、气体或积水，倒提时看口腔有无液体流出，看腹部皮肤有无伤痕，是否发红、僵硬，同时触摸胸骨两边，鉴别其肥瘦程度，按压胸骨尖的软硬，检验其肉质老嫩。检查肛门，看有无绿白稀薄粪便黏液。

## （三）畜肉制品的品质鉴别

1. 火　腿

火腿的品质鉴别主要从外表、肉质、气味等几方面来判断。

（1）外表。皮面呈淡棕色，肉面呈酱黄色的为冬腿（即冬天加工的火腿）；皮面呈金黄色，肉面油腻凝结而粉状物较少的为春腿（即春天加工的火腿）。皮面发白，肉面边缘呈灰色，表面附有一层黏滑物或在肉表面有结晶盐析出，为太咸的火腿。

（2）肉质。火腿在保管期间，最易产生脂肪酸败，特别是接近骨骼和肌肉深处更易产生。因此检验火腿是否产生酸败和哈喇味，可用竹签 3 根，插入肉面的上、中、下肉厚的部位的关节处，然后拔出，嗅竹签尖端是否有浓郁的火腿香味，根据其香味程度，鉴定火腿的质量。如将火腿切开，断面肥肉层薄而色白，瘦肉层厚而色鲜红的是好火腿。

（3）气味。气味是鉴别火腿质量的主要标准。以气味清香无异味的为佳品。火腿如有炒芝麻味，系肉层开始轻度酸败的表现；如有酸味表明肉质重度酸败，已不宜食用。

2. 板　鸭

成品板鸭体表光洁，黄白色或乳白色，肌肉切面平而紧密，呈玫瑰色，周身干燥，皮面光滑皱纹，胸部凸起，颈椎露出，颈部发硬，具有板鸭固有的气味。

3. 香　肠

肠体干爽，呈完整的圆柱形，表面有自然皱纹，断面组织紧密。肥肉呈乳白色，瘦肉鲜红、枣红或玫瑰红色，红白分明，有光泽。咸甜适中，鲜美适口，腊香明显，醇香浓郁，食而不腻，具有腊肠的特有风味，长度 150～200 mm，直径 17～26 mm，不得含有淀粉、血粉、豆粉、色素及外来杂质。

4. 咸　肉

咸肉的品质鉴别主要从其外观、色泽及气味等几方面来判定。

（1）外观。要求完整清洁，刀口整齐，肌肉坚实。

（2）色泽。要求肌肉的刀切面呈鲜红色，肥膘肉可略带浅黄色，若肉色黯黑、脂肪发红，则为腐败现象。

（3）气味。检验气味时应在肉厚处插入竹签进行嗅觉检验，气味中不能带有霉味，脂肪酸败味中不能带有苦味。

## （四）用过瘦肉精的猪肉鉴别

瘦肉精是一种治疗某种疾病的药物，全称盐酸克仑特罗，将该药拌入猪饲料中喂猪后，

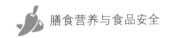

能使猪肉快速生长精肉，猪在吃了瘦肉精后，其主要积蓄在猪肝、猪肺等处，人吃了即便是烧熟的猪肝、猪肺，也会立即出现恶心、头晕、肌肉颤抖、心悸等中毒症状。

消费者在购买猪肉时，鉴别猪肉是否含有瘦肉精的最简单方法是：看该猪肉是否具有脂肪（猪油），如该猪肉皮下就是瘦肉，则该猪肉就存在含有瘦肉精的可能，购买时一定看清该猪肉是否有卫生检疫标志。

## 六、掌握调配料新鲜度的判定方法

### （一）调味品类原料的品质鉴别

调味品类原料的品种繁多，性质各异，质量标准也不相同，这里不能一一加以介绍，仅以下面几种主要调味品的感官标准进行介绍。

1. 食盐的品质鉴别

（1）结晶状态。纯净的食盐，其结晶体为六面体；含杂质较多的食盐，则为多面或不规则的结晶体。凡是颗粒整齐、光滑而坚硬、粒间缝隙较少者，质量较优。

（2）色泽。食盐的色泽在一定程度上反映其纯净度。质量优良的食盐应为洁白色，质量较差的食盐因含有杂质而呈红色、黄色或黑色。精盐的色白，其纯度大大高于粗盐。

（3）咸味。纯净的食盐应该有正常的咸味；而含有钙、镁、钾等杂质时，咸味稍带苦涩，含泥沙杂质时有牙碜的感觉。

2. 食糖的品质鉴别

（1）色泽。各品种的食糖都有本身应具备的色泽。纯净的食糖应洁白明亮。如含有较多杂质或还原时，其色泽较暗。红糖要红亮，如颜色过深或深浅不均匀，质量较差。

（2）晶粒状况。品质优良的食糖晶粒大小一致，晶面整齐而明亮，并富有光泽，如果晶粒不均匀，则表明其中含有杂质，质量较差。

（3）气味和滋味。食糖应有纯正的甜味，不能有焦苦或异味和发酵味，产生这些味的原因是糖汁提纯不彻底。

（4）溶液的纯净度。食糖中杂质的多少可以通过食糖的水溶液来鉴定。杂质少的糖，水溶液则呈透明液体；含杂质多的溶液则有浑浊和沉淀物存在。

3. 酱油的品质鉴别

（1）色泽。正常的酱油颜色为淡褐色或黑褐色的澄清液体。

（2）气味和滋味。酱油的气味为爽快芳香，滋味为甘咸而鲜美，不应有焦、腐、败的气味。

（3）纯度。纯度高的酱油液体应无霉花浮膜，无肉眼可见的浮膜。

4. 食醋的品质鉴别

（1）色泽。正常的食醋颜色为深浅不同的棕黄色或棕红色，清澈透明，无沉淀及浑浊情况，无霉花浮膜及夹杂物等。

（2）滋味。食醋应具固有的酸味，芳香可口，不应有其他的不良滋味。

（3）气味。食醋应具固有的气味及醋酸气味，如有其他不良气味，说明质量已发生变化。

5. 味精的品质鉴别

（1）色泽。质优的味精色泽洁白，呈透明或半透明状，如有其他色泽变化说明味精质量较差或已变质。

（2）晶粒状态。质优的味精应该是结晶状或粉末状，且干燥，无结块及发霉现象，看不到夹杂物，如有其他现象说明味精已发生变化。

（3）气味和滋味。质优的味精呈现出正常且无其他化学药品的气味。而且具有鲜美的滋味，略带苦味，不应带有霉味、涩味等异味。

6. 辛香料的品质鉴别

辛香料大多数都是植物性原料的根、茎、果实、种子、皮等干制而成的。因此，凡是保持原有形状和色泽，整齐、干净、干燥、无杂质、无霉变、无虫蛀、气味辛香浓郁、无其他异味者均为上品；反之则差。

# 第七节 采购与验收的食品安全管理

## 一、采购与验收人员的食品安全素养要求

### （一）采购人员的配备与选择

管理学认为，一个好的采购人员至少可为企业节约 5% 的成本。所以，选择采购人员对餐饮成本控制来说非常重要。采购员必须要具有良好的道德标准以维护餐厅的经济效益。采购员还必须对企业、合作伙伴和供应商负责，从而使自己与供应商在公平诚实的基础上进行交易。

1. 采购人员的道德准则

（1）具有餐厅利益高于一切的觉悟，不得损公肥私，不得任意挥霍。

（2）在采购活动中做到公正、诚实，高效地履行岗位职责，处理好与供应单位之间的关系。

（3）努力做好本职工作。善于接受上级领导、同事和供应单位业务员的建设性意见。

（4）禁止接受礼物、有价证券和收取回扣。

2. 采购人员应具备的业务素质

（1）了解食品制作的要领、程序和厨房业务。采购人员不仅要了解餐厅的菜单，熟悉厨房加工、切配、烹调各个环节，掌握各种原料的损耗情况、加工的难易度及烹调的特点，而且还要掌握餐厅供应菜品的季节变化及菜品的销售情况。

（2）掌握食品原料的相关知识。采购人员不仅要随时学习和掌握国家有关食品原料品质分类标准、有关政策规定，而且还应掌握各种原料的质量、规格和产地等知识。

（3）了解食品原料供应市场和采购渠道。了解餐饮企业原料的供应地点，如各大批发商与零售商的地址、电话，并建立长期、稳定、相互信任的交易关系。

（4）了解进货价格与销售价格的核算关系。采购人员应了解菜单上每一菜品的名称、售价和分量，知道餐厅近期的毛利率和理想的毛利率。这样在采购时就能决定某种食品原料在

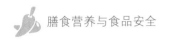

价格上是否可以接受。

（5）了解财务制度方面有关现金、支票、发票等使用的要求和规定，以及对应收账款的处理要求等。

### （二）验收员食品安全素养

**1. 个人卫生要求**

个人身体健康，讲究清洁卫生。上岗前应当洗手，以保持原料的清洁；在吃饭、外出或上厕所后返回工作岗位时也要洗手。

**2. 食品安全知识要求**

具有对食品质量和卫生状况的判断力，具备必要的食品安全知识和感官鉴评能力及经验。

**3. 烹饪知识要求**

指具有相关产品知识和烹饪知识。验收员具有烹饪的知识是很重要的。把这一工作随便交给无经验、无原则性的人去做，肯定会带来麻烦和问题。

**4. 个人品质要求**

个人品质上具有公正性、原则性、准确性、决断力。

**5. 维护企业利益的要求**

具有保护饭店利益的坚定立场，同时具有与饭店其他部门协调、合作的能力。

**6. 发现问题及时处理的要求**

一个经过训练的验收员应当知道，在验收中，他应向发货人员当场指明问题，并且监督其改正。一旦验收员在发货清单上签了字，原料从法律上说就算已被接受，再有问题就不能归于发货人，从此以后，出现的问题就都归于餐饮业。应当对验收员进行岗前培训和教育。

## 二、掌握食品采购的安全管理方法

餐饮业食物加工体系由 10 个环节（程序）所组成，即菜单设计→采购→验收→保藏→发放→准备→烹饪→放置→服务→清洁和维护保养。随着餐饮业规模大小的变化其程序的繁简也有变化。

### （一）采购原料的质量和卫生的控制

**1. 控制的意义**

产品卫生质量不合格，不管价格怎样便宜，都不会使经营成功。

**2. 控制的要求**

应尽可能从当地获得市场准入许可的合法供应商、中间商超市及定点基地那里采购，并定期评价其食品的安全质量。

**3. 控制的方法**

如在购买豆制品时，可事先不打招呼去加工场，现场察看其环境卫生状况。对未经动物检疫检验、检验不合格的动物性食品，不符合《食品标签通用法》规定的包装食品不予采购。查验产品是否符合国家食品安全标准。《食品安全法》规定禁止生产经营的食品应当不予采购。

### （二）采购原料的品种与数量的控制

#### 1. 原料归类

餐饮部门所需原料的种类繁多，采购员应按照各类烹饪原料的理化特性、使用特点、保管特点和消耗特点等不同，对各类原料加以归类，如畜禽肉类、蛋类、水产类、果蔬类、粮谷类、调味品、饮料与罐头食品类、干货食品类、冷冻食品类等，便于质量检验和防腐保藏。

#### 2. 按采购单采购

可以制订采购单或者采购记录表，内容包括品名、规格、数量、批号、质量等级、供货单位、采购人员、运输方式、审核人及记录日期。

#### 3. 控制数量

应避免数量过多造成食品腐败变质事故。食品运输工具应当保持清洁，防止食品在运输过程中受到污染。

### （三）采购原料的票证控制

#### 1. 索 取

索取购物凭证、资质证明、证明食品安全质量的文件和供货合同。索证索票是餐饮机构维护自身权益的措施，一旦发生食品安全事故，可凭借票证等相关证据帮助执法人员追溯源头，维护自身信誉，减少自身损失。

#### 2. 查 验

查验产品的一般卫生状况、产品合格证明和产品标识；批量采购食品时，查验食品是否有按照产品生产批次、由符合法定条件的检验机构出具的检验合格报告或者由供货商签字（盖章）的检验报告复印件；采购生猪肉查验是否为定点屠宰企业屠宰的产品并查验检疫合格证明；采购其他肉类查验检疫合格证明。

#### 3. 建立进货验收和台账记录

记录进货时间、食品名称、规格、数量、供货商及其联系方式等内容；从固定供货基地或供货商采购食品并签订采购供应合同的，应留存每笔供货清单，可不再重新登记台账。索证资料和验收记录至少保存 2 年。

## 第八节　菜点初加工的食品安全

**案例一：**

2015 年 2 月 25 日古浪县食品药品监管局接到群众举报，称 87 名就餐者在天然居大酒楼就餐后出现呕吐、腹痛、腹泻、发热等食物中毒症状。古浪县食品药品监管局派执法人员立

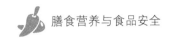

即赶赴事发现场，在配合卫生行政部门做好中毒患者救治同时，对天然居大酒楼可能存在的违法行为开展调查。经查，该酒楼擅自变更了经营场所、食品加工间布局，未重新申请办理餐饮服务许可证；热菜加工间存有食品原料，且生熟不分；操作人员违反食品安全操作规程，不认真执行餐具清洗消毒制度。上述违法行为增加了发生食物中毒风险。经对现场留样的菜品和食物中毒患者排泄物抽样检验，致病性微生物沙门氏菌超过食品安全标准限量。

天然居大酒楼的行为，违反了食品安全法实施条例第二十一条第一款的规定，依据食品安全法第八十五条和食品安全法实施条例第五十五条规定，古浪县食品药品监管局对天然居大酒楼做出以下处罚：没收违法所得 12 920.00 元，处以货值金额十倍罚款 129 200.00 元，并吊销"餐饮服务许可证"。

餐饮加工环节食品安全，指在分析烹饪加工流程的基础上，结合容易导致食源性疾病的高风险品种，找出有效的食品安全控制措施，降低或防止菜点中的生物性、化学性和物理性危害，这是保障餐饮食品安全的重要环节。

## 一、初加工场所要求

（1）各类餐饮单位应设置专用初加工或初加工区域及设施。其使用面积应与生产供应量相适应。

（2）初加工间或初加工区域地面应易清洗、不吸水、防滑、排水通畅，所用材料应无毒、无臭味或异味、耐腐蚀、不易发霉，符合卫生标准，有利于保证食品安全卫生。

（3）初加工场地应设有层架，加工场所防尘、防蝇、防鼠设施齐全并正常使用。加工用具、容器、设备必须经常清洗，保持清洁，直接接触食品的加工用具、容器必须用后消毒。

（4）解冻、择洗、切配、加工工艺流程必须合理，各工序必须严格按操作规程和卫生要求进行操作，确保食品不受污染。

（5）动物性食品与植物性食品应分池清洗，水产品宜在专用水池清洗，并有明显标志。加工肉类、水产品与蔬菜的操作台、用具和容器要分开使用，并有明显标志。

## 二、初加工操作规程及要求

（1）加工前应认真检查待加工食品，发现有腐败变质迹象或者其他感官性状异常的，不得加工和使用。

（2）食品原料按照挑拣、整理、解冻、清洗、剔除不可食用部分等工序进行加工处理。

（3）各种食品原料在使用前应洗净，动物性食品、植物性食品应分池清洗，水产品在专用水池清洗，禽蛋在使用前应对外壳进行清洗，必要时消毒处理。加工后的肉类必须无血、无毛、无污物、无异味；水产品无鳞、无内脏。

（4）蔬菜在使用前冲洗干净并浸泡 30 min 以上，以降解蔬菜中农药残留量，预防食物中毒。加工后的蔬菜瓜果必须无泥沙、杂物、昆虫。蔬菜瓜果加工时必须做到一拣（拣去腐烂的、不能吃的）、二洗、三浸泡（0.5 h）、四切（按需要切形状）。

（5）易腐食品应尽量缩短在常温下的存放时间，加工后应及时使用或冷藏。

（6）切配好的半成品应避免污染，与原料分开存放，并应根据性质分类存放。

（7）已盛装食品的容器不得直接置于地上，以防止食品污染。

（8）蔬菜、肉类、海鲜等食品原料的加工工具及容器应分开使用并有明显标志。

（9）加工结束将地面、水池、加工台、工具、容器清洗干净，保持清洁，垃圾及时入桶。

（10）随时保持粗加工清洁卫生，并配有防蝇、防鼠设备，下水道通畅，购回的原材料先进粗加工间，食品分类上架。

# 第九节　热制菜点的食品安全

烹调是餐饮业食品加工最重要的环节，它不仅决定着食物的味道、口感，更决定着食物的质量。烹饪的重要目的之一便是对烹饪原料杀菌、消毒，使食品原料由生变熟，既卫生安全，又易于人体的消化吸收，在实际操作中，人们往往注重食物的滋味而忽视食品安全。因此，在具体食物烹调中，要根据食品安全的要求进行烹调，不仅保证杀菌消毒，还能确保食物营养和制品色、香、味俱佳。

## 一、热制菜点操作规程及要求

（1）烹调前应认真检查待加工食品，发现有腐败变质或者其他感官性状异常的，不得进行烹调加工。

（2）食品添加剂的使用应符合 GB2760—2014《食品添加剂使用卫生标准》的规定，并有详细记录。

（3）不得将回收后的食品（包括辅料）经烹调加工后再次供应。

（4）需要熟制加工的食品应当烧熟煮透，其加工时食品中心温度应不低于 70 ℃。

（5）加工后的成品应与半成品、原料分开存放。

（6）需要冷藏的食品，应尽快冷却后再冷藏。食品冷藏柜要保持清洁，生食品、半成品要分柜存放，并有明显标志。

（7）灶台、抹布要及时清洗，保持干净。不用抹布擦拭已消毒的餐具，滴在盘边的用消毒布擦拭。按规定处理废弃油脂，及时清理抽油烟机罩。

（8）加工结束将地面、加工台、工具、容器清洗干净，保持清洁，垃圾及时入桶。

# 第十节　冷菜和生食加工的食品安全

冷菜是具有独特风味，拼摆技术性强的菜肴，食用时都是吃凉的，又称之为凉菜、冷盘。冷菜大部分是熟料，因此与热菜烹调方法有着截然的区别，它的主要特点是：选料精细、口味干香、脆嫩、爽口不腻，色泽艳丽，造型整齐美观，拼摆和谐悦目。

由于冷菜是事先做好，因此在制作后存放的过程中，要注意冷菜的食品安全问题，特别是夏季，天气炎热，细菌容易繁殖。一般来说，凉菜一次性不要做得太多，能吃多少做多少。

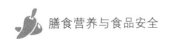

制作冷菜和生食的食品时必须遵守卫生程序才能保证质量，否则会给人体造成病患。制作过程应按下列程序进行：

## 一、冷菜配制操作规程和要求

（1）操作人员进入专间前应更换洁净的工作衣帽，并将手洗净、消毒，工作时应戴口罩。

（2）加工前应认真检查待加工食品，发现有腐败变质或者其他感官性状异常的，不得进行加工。

（3）专间内应当由专人加工制作，非操作人员不得擅自进入专间。不得在专间内从事与凉菜加工无关的活动。

（4）加工前应认真检查待配制的成品凉菜，发现有腐败变质或者其他感官性状异常的，不得进行加工。

（5）食品添加剂的使用应符合 GB2760《食品添加剂使用卫生标准》的规定，并应有详细记录。

（6）专间每餐或每次使用前应进行空气和操作台的消毒。使用紫外线灯消毒的，应在无人工作时开启 30 min 以上。

（7）专间内应使用专用的工具、容器、用前应消毒，用后应洗净并保持清洁。

（8）供加工凉菜用的蔬菜、水果等食品原料，未经清洗处理的，不得带入凉菜间。

（9）制作好的凉菜应尽量当餐用完。剩余尚需使用的应存放于专用冰箱内冷藏或冷冻，食用前应充分加热。

# 第十一节　厨房清洁与消毒

## 一、厨房清洁和消毒原则

厨房使用的餐具、容器、用具不仅用量大、周转快，而且与进餐者直接相关，如果餐具及容器、用具不洁，被病原微生物污染，通过就餐环节，病菌或病毒就会进入体内，造成肠道传染病或食物中毒事故、食源性疾病的发生与流行。所以，凡是具有与生产经营的食品品种、数量相适应的食品原料处理和食品加工、包装、储存等场所，保存该场所环境整洁，并与有毒，有害场所以及其他污染源保持规定的距离；生产经营设备或设施要有相应的消毒、更衣、盥洗、采光、照明、通风、防腐、防尘、防蝇、防鼠、防虫、洗涤以及处理废水、存放垃圾和废弃物的设备或者设施。

## 二、厨房场所、设施设备清洁

公用餐具、容器、用具在使用前应当遵守国家制订的操作规范及卫生要求，严格按照洗消程序进行消毒：第一步是用热水洗去食物残渣（水温以 50 ~ 60 ℃ 为宜）；第二步是温水清洗，去除残留油脂等（水温以 30 ℃ 左右为宜）；第三步是消毒，可采用物理的或者化学的方法杀灭餐具上的残留病原微生物（如病菌、病毒等）；第四步是冲洗，即用清洁卫生的清水冲洗掉餐具上的残留药物；第五步是保洁，即将洗净消毒后的餐具、容器、用具移入保洁设施内备用，以防止再污染。

### （一）地面与排水卫生要求

（1）食品处理区地面应用无毒、无异味、不透水、不易积垢的材料铺设，且应平整、无裂缝。

（2）粗加工、切配、餐用具清洗消毒和烹调等需经常冲洗场所、易潮湿的场所地面应易于清洗、防滑，并应有一定的排水坡度（不小于 1.5°）及排水系统。排水沟应有坡度、保持通畅、便于清洗，沟内不应设置其他管路，侧面和底面接合处宜有一定弧度（曲率半径不小于 3 cm），并设有可拆卸的盖板。排水的流向应由高清洁操作区流向低清洁操作区，并有防止污水逆流的设计。排水沟出口应有防止有害动物侵入的设施。

（3）清洁操作区内不得设置明沟，地漏应能防止废弃物流入及浊气逸出（如带水封地漏）。

（4）废水应排至废水处理系统或经其他适当方式处理。

### （二）墙壁与门窗卫生要求

（1）食品处理区墙壁应采用无毒、无异味、不透水、平滑、不易积垢的浅色材料构筑。其墙角及柱角（墙壁与墙壁间、墙壁及柱与地面间、墙壁及柱与天花板）间宜有一定的弧度（曲率半径在 3 cm 以上），以防止积垢和便于清洗。

（2）粗加工、切配、餐用具清洗消毒和烹调等需经常冲洗的场所、易潮湿场所应有 1.5 m以上的光滑、不吸水、浅色、耐用和易清洗的材料（例如瓷砖、合金材料等）制成的墙裙，各类专间应铺设到墙顶。

（3）食品处理区的门、窗应装配严密，与外界直接相通的门和可开启的窗应设有易于拆下清洗且不生锈的防蝇纱网或设置空气幕，与外界直接相通的门和各类专间的门应能自动关闭。窗户不宜设室内窗台，若有窗台台面应向内侧倾斜（倾斜度宜在 45°以上）。

（4）粗加工、切配、烹调、餐用具清洗消毒等场所和各类专间的门应采用易清洗、不吸水的坚固材料制作。

（5）供应自助餐的餐饮单位或无备餐专间的快餐店和食堂，就餐场所窗户应为封闭式或装有防蝇防尘设施，门应设有防蝇防尘设施，以设空气幕为宜。

### （三）屋顶与天花板卫生要求

（1）加工经营场所天花板的设计应易于清扫，能防止害虫隐匿和灰尘积聚，避免长霉或建筑材料的脱落等情形发生。

（2）食品处理区天花板应选用无毒、无异味、不吸水、表面光洁、耐腐蚀、耐温、浅色材料涂覆或装修，天花板与横梁或墙壁结合处宜有一定弧度（曲率半径在 3 cm 以上）；水蒸气较多场所的天花板应有适当坡度，在结构上减少凝结水滴落。清洁操作区、准清洁操作区及其他半成品、成品暴露场所屋顶若为不平整的结构或有管道通过，应加设平整易于清洁的吊顶。

（3）烹调场所天花板离地面宜在 2.5 m 以上，小于 2.5 m 的应采用机械通风使换气量符合

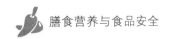

JGJ64《饮食建筑设计规范》要求。

### （四）厕所卫生要求

（1）厕所不得设在食品处理区。

（2）厕所应采用冲水式，地面、墙壁、便槽等应采用不透水、易清洗、不易积垢的材料。

（3）厕所内的洗手设施，应符合本规范第八项的规定且宜设置在出口附近。

（4）厕所应设有效排气（臭）装置，并有适当照明，与外界相通的门窗应设置严密坚固、易于清洁的纱门及纱窗，外门应能自动关闭。

（5）厕所排污管道应与加工经营场所的排水管道分设，且应有可靠的防臭气水封。

### （五）更衣场所卫生要求

（1）更衣场所与加工经营场所应处于同一建筑物内，宜为独立隔间，有适当的照明，并设有符合规定的洗手设施。

（2）更衣场所应有足够大小的空间，以供员工更衣之用。

### （六）库房卫生要求

（1）食品和非食品（不会导致食品污染的食品容器、包装材料、工具等物品除外）库房应分开设置。

（2）食品库房宜根据贮存条件的不同分别设置，必要时设冷冻（藏）库。

（3）同一库房内贮存不同性质食品和物品的应区分存放区域，不同区域应有明显的标识。

（4）库房应以无毒、坚固的材料建成，应能使贮存保管中的食品品质的劣化降至最低程度，防止污染，且易于维持整洁，并应有防止动物侵入的装置（如库房门口设防鼠板）。

（5）库房内应设置数量足够的物品存放架，其结构及位置应能使储藏的食品距离墙壁、地面均在 10 cm 以上，以利空气流通及物品的搬运。

（6）除冷库外的库房应有良好的通风、防潮设施。

（7）冷冻（藏）库应设可正确指示库内温度的温度计。

### （七）专间卫生要求

（1）专间应为独立隔间，专间内应设有专用工具清洗消毒设施和空气消毒设施，专间内温度应不高于 25 ℃，宜设有独立的空调设施。加工经营场所面积 500 m² 以上餐馆和食堂的专间入口处应设置有洗手、消毒、更衣设施的通过式预进间。500 m² 以下餐馆和食堂等其他餐饮单位，不具备设置预进间条件的，应在专间内入口处设置洗手、消毒、更衣设施。

（2）以紫外线灯作为空气消毒装置的，紫外线灯（波长 200～275 nm）应按功率不小于 1.5 W/m 设置，紫外线灯宜安装反光罩，强度大于 70 μW/cm。专间内紫外线灯应分布均匀，距离地面 2 m 以内。

（3）凉菜间、裱花间应设有专用冷藏设施，需要直接接触成品的用水，还宜通过净水设施处理。

（4）专间不得设置 2 个以上（含 2 个）的门，专间如有窗户应为封闭式（传递食品用的除外）。专间内外食品传送宜为可开闭的窗口形式，窗口大小宜以可通过传送食品的容器为准。

（5）专间的面积应与就餐场所面积和供应就餐人数相适应，各类餐饮业专间面积要求宜符合规定。

## 三、厨房消毒液配置方法

### （一）餐具洗涤消毒人员应掌握的常用消毒方法

餐具如何进行消毒呢？目前国内外餐具消毒方法一般有两类：一类是物理消毒法，即利用热力灭杀病原微生物，常用的有煮沸、蒸汽、红外线等；另一类是化学消毒法，就是利用化学消毒剂灭杀病原微生物。但后一类有一定副作用，对人体有不同程度的危害，所以国家对用于餐具的化学消毒剂实行严格管制，必须经省以上食品卫生监督机构审查批准方能生产、使用。目前，经国家批准常用于餐具的消毒毒剂，有灭菌片、Te-101 片、84 肝炎消毒液等。其中，灭菌片有含氯量高、稳定易保存、入水后易崩解等优点，成为餐具消毒的首选消毒剂。以上两类中，以物理消毒法最理想。

### （二）几种常用餐具消毒方法的主要卫生要求

#### 1．煮沸消毒法

消毒锅应呈桶状、锅底稍平，水量适度，以竹篮盛装餐具，当水沸时，将餐具放入其中，待水再沸时，取出备用，就是沸进沸出。

#### 2．蒸汽消毒法

这是较常用的方法之一，其法多种多样，有简易蒸汽消毒法、锅炉蒸汽法、电热蒸汽消毒法等，一般要求消毒温度在 80 ℃ 上，保持 30 min 即可。

#### 3．灭菌片或 Te-101 片消毒法

按每片药物兑自来水 0.5 kg 的比例配制消毒液，然后将洗净的碗盘等餐具放入消毒液内，浸泡 3～5 min。

#### 4．84 肝炎消毒剂消毒法

用自来水配制成 1% 84 肝炎消毒液（即每千克自来水加入 84 肝炎消毒剂 10 mL），将洗净的餐具放入消毒液中浸泡 3～5 min，取出备用，配制均用自来水，不得用热水。

## 四、厨房废弃物处理

城市餐饮业的泔脚垃圾产量巨大，是城市生活垃圾的主要组分之一，其回收处置是当前国内城市生活垃圾管理的重要课题。上海曾对 200 多家餐饮单位展开实地调研工作，结果表明：①泔脚垃圾的源头申报方面不报和漏报的现象较为明显，大量小型餐饮单位的垃圾申报意识亟待加强；②泔脚垃圾管理收费以象征性议价为主，约 50% 餐饮单位将泔脚垃圾作为普通生活垃圾，以规避相关费用；③75% 餐饮单位以委托环卫附属部门处理泔脚垃圾为主，社

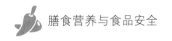

会化程度较低。

### （一）餐饮业废弃物种类

**1．食品原料粗加工时生产的垃圾**

主要是蔬菜的黄叶、残叶、废弃的根须、梗茎以及动物的毛皮、内脏等垃圾物，这类垃圾一般无毒无害，按生活垃圾入桶加盖。

**2．泔水垃圾**

主要是顾客食用残余的食物，包括食物残渣、饭、菜、汤水、锅底等，餐饮单位不得回收顾客食用过的食物再加工处理，重新返回餐桌。

**3．废弃油脂类垃圾**

主要是废弃的厨房煎炸油、烧烤动物时产生的废油等，这类垃圾禁止直接倾倒入下水沟，应使用专用容器存放。

**4．前台各种垃圾**

主要有场所打扫卫生的堆积垃圾等。

**5．废弃的留样食**

留样 48 h 后，在监督员监督下进行废除，并做记录。

### （二）餐饮业废弃物处置要求

（1）安排专人负责本店餐厨废弃物的处置、收运、台账管理工作。

（2）建立厨房废弃物管理台账记录，将餐厨废弃物分类放置，做到日产日清。

（3）严禁乱倒乱堆餐厨废弃物，禁止将餐厨废弃物直接排入公共水域或倒入公共厕所和生活垃圾收集设施。

（4）餐厨废弃物应当实行密闭化运输，运输设备和容器应当具有餐厨废弃物标识，整洁完好，运输中不得泄露、洒落。

（5）禁止将餐厨废弃物交给未经相关部门许可或备案的餐厨废弃物收运、处置单位或个人处理。

（6）不得用未经无害化处理的餐厨废弃物喂养畜禽。

（7）建立餐厨废弃物产生、收运处置台账，详细记录餐厨废弃物的种类、数量、去向、用途等情况，并定期向食品药品监督管理及环保部门报告。

（8）发现餐饮服务环节违法违规处置餐厨废弃物的，应第一时间向当地食品药品监督管理部门或环保部门举报。

（9）企业负责人应实时监测单位餐厨废弃物的处置管理，并对处置行为负责。

（10）食品处理区可能产生废弃物或垃圾的场所均应设有废弃物容器。废弃物容器应与加工容器有明显的区别标识。

（11）废弃物容器应配有盖子，以坚固及不透水的材料制造，能防止污染食品、食品接触面、水源及地面，防止有害动物的侵入，防止不良气味或污水的溢出，内壁应光滑便于清洗。

专间内的废弃物容器盖子应为非手动开启式。

（12）废弃物应及时清除，清除后的容器应及时清洗，必要时进行消毒。

（13）在加工经营场所外适当地点宜设置结构密闭的废弃物临时集中存放设施。废弃物应按相关规定处置。

## （三）餐饮业废弃物处置操作规范

（1）餐饮业所有残菜剩饭和菜叶等废弃物全部分类处理。

（2）禁止任何员工私自将残菜剩饭带出食堂。

（3）残菜剩饭由各负责人负责集中，由承包人运出。

（4）禁止承包人将残菜剩饭用来加工"潲水油"等违法行为，一经发现，终止供应，并报主管部门查处。

（5）垃圾按时集中到垃圾池，禁止堆放在食堂或厨房内，禁止随意乱倒。

（6）禁止使用剩饭剩菜。

## （四）废弃物暂存设施卫生要求

（1）食品处理区内可能产生废弃物或垃圾的场所均应设有废弃物容器。

（2）废弃物容器应配有盖子，以坚固及不透水的材料制造，能防止有害动物的侵入、不良气味或污水的溢出，内壁应光滑以便于清洗。

（3）在加工经营场所外适当地点宜设置废弃物临时集中存放设施，其结构应密闭，能防止害虫进入、滋生且不污染环境。

## 练习题：

一、填空题

1. 鉴别大米的品质时应以其_____、_____、_____、_____而判定。

2. 蔬菜的感官鉴定主要是从_____、_____、_____、_____4个方面进行鉴定的。

3. 花菜类蔬菜的品质鉴别：以_____色泽新鲜清洁、坚实，肉厚、质细嫩、无损伤及病虫害、无腐烂、无泥土者为佳。

4. 不新鲜的鱼，鱼鳃呈_____，鳃盖松弛。鱼嘴张开，苍白无光泽。

5. 鳃是鱼的呼吸器官，主要部分是_____，上面密布细微的血管，正常鱼应是鲜红色。被污染的鱼，其水中毒物可聚集鳃中，使鱼鳃大多变成暗红色，不光滑，比较粗糙。

二、选择题

1. 米的（　　）是米粒上呈乳白色而不透明的部分。

　　A. 表皮　　　　　　　　　　B. 糊粉层

　　C. 胚乳　　　　　　　　　　D. 腹白

2. 火腿在保管期间，最易产生（　　），特别是接近骨骼和肌肉深处更易产生。

　　A. 脂肪酸败　　　　　　　　B. 变质

　　C. 发霉　　　　　　　　　　D. 腐烂

3.（　　　　）的嘴部暗淡，角质部位软化，口角有黏液，有腐败味。

  A. 新鲜禽肉　　　　　　　　　B. 不新鲜禽肉

  C. 腐败禽肉　　　　　　　　　D. 变质禽肉

三、判断题

  1. 在生产过程中，AA 级可以限量使用任何农药、化肥和人工合成激素；A 级可以使用限定的农药、化肥和合成激素。

  2. 获得无公害食品认证证书的单位和个人，可以在证书规定的产品、包装、标签、广告、说明书上使用无公害食品标志。

  3. 米的硬度是指米抵抗机械压力的程度。硬度大，品质较好；硬度小，易碎，品质较差。

  4. 变质水果是指表皮较干，不够丰满，光泽较暗，肉质清脆度差，含水量下降，营养减少，清香味减退，有部分斑点。

  5. 腐败的鱼，鱼皮表面有黏液，透明度降低，鱼鳞松弛，且有脱鳞现象。

四、问答题

  1. 无公害食品的特点有哪些？

  2. 绿色食品必须具备什么条件？

  3. 绿色食品加工安全的基本原则有哪些？

  4. 采购人员应具备的业务素质有哪些？

  5. 鲜家禽肉的感官鉴别标准。

  6. 初加工及切配操作规范是什么？

  7. 在具体烹调操作过程中，注意哪些操作规范？

  8. 凉菜卫生操作有哪些规范要求？

  9. 餐饮业的废弃物主要有哪些？

  10. 餐饮业废弃物处置操作规范是什么？

  11. 搞好环境和个人卫生包括哪些内容？

  12. 食物中毒的预防原则是什么？


# 参考答案：

一、填空题

1. 粒形　腹白　硬度　新鲜度

2. 原料的固有品质　原料的纯度与成熟度　原料的新鲜度　原料的清洁卫生

3. 花球及茎

4. 灰色或暗红色

5. 鳃丝

二、选择题

1. D　　2. A　　3. C

三、判断题

1. ×　　2. √　　3. √　　4. ×　　5. ×

四、问答题：略

# 参考文献

[ 1 ] 季兰芳，陈灵娟. 膳食营养与食品安全[M]. 北京：化学工业出版社，2016.

[ 2 ] 阎红，王兰. 中西烹饪原料[M]. 上海：交通大学出版社，2011.

[ 3 ] 卢亚萍. 营养配餐与养生指导[M]. 北京：北京大学出版社，2014.

[ 4 ] 黄刚平. 烹饪营养卫生学[M]. 南京：东南大学出版社，2007.

[ 5 ] 刘翠格. 营养与健康[M]. 3 版. 北京：化学工业出版社，2017.

[ 6 ] 张怀玉，蒋建基. 烹饪营养与卫生[M]. 2 版. 北京：高等教育出版社，2008.

[ 7 ] 骆淑波，彭景. 烹饪营养与卫生[M]. 2 版. 大连：东北财经大学出版社，2003.

[ 8 ] 靳平，冯峰. 营养与膳食指导[M]. 北京：科学出版社，2016.

[ 9 ] 汪志君. 餐饮食品安全[M]. 北京：高等教育出版社，2010.

[10] 熊敏，王鑫. 餐饮食品安全[M]. 南京：东南大学出版社，2015.

[11] 顾伟强. 食品安全与操作规范[M]. 重庆：重庆大学出版社，2015.

[12] 白晨，黄玥. 食品安全与卫生学[M]. 北京：中国轻工业出版社，2014.

[13] 钱峰，李荣. 餐饮业食品安全与操作规范[M]. 北京：中国轻工业出版社，2016.

[14] 黄刚平. 餐饮食品安全[M]. 南京：东南大学出版社，2015.

[15] 葛可佑. 中国营养师培训教材[M]. 北京：人民卫生出版社，2007.

[16] 赵福振. 烹饪营养与卫生[M]. 北京：北京师范大学出版社，2010.

[17] 孙一慰. 烹饪原料知识[M]. 2 版. 北京：高等教育出版社，1995.

[18] 卢一. 烹饪营养与卫生[M]. 成都：四川人民出版社，2012.

[19] 郭迎，王群. 餐饮服务从业人员食品安全培训教材[M]. 北京：中国劳动社会保障出版社，2013.

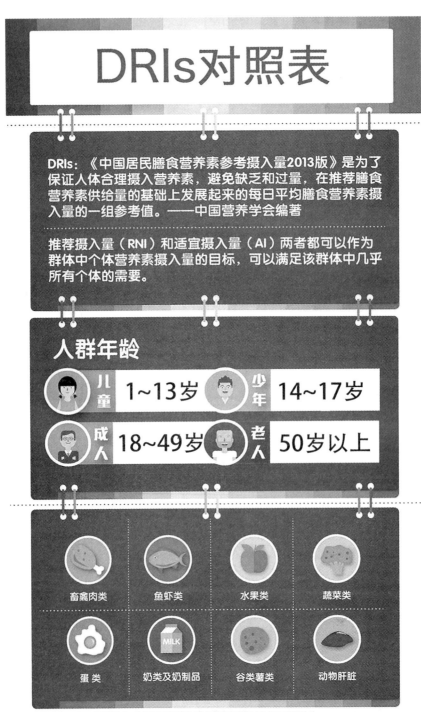

# DRIs对照表

**DRIs**：《中国居民膳食营养素参考摄入量2013版》是为了保证人体合理摄入营养素，避免缺乏和过量，在推荐膳食营养素供给量的基础上发展起来的每日平均膳食营养素摄入量的一组参考值。——中国营养学会编著

推荐摄入量（RNI）和适宜摄入量（AI）两者都可以作为群体中个体营养素摄入量的目标，可以满足该群体中几乎所有个体的需要。

## 人群年龄

| 儿童 | 1~13岁 | 少年 | 14~17岁 |
| 成人 | 18~49岁 | 老人 | 50岁以上 |

畜禽肉类　　鱼虾类　　水果类　　蔬菜类

蛋类　　奶类及奶制品　　谷类薯类　　动物肝脏

参考出处：中国营养学会.《中国居民膳食营养素参考摄入量（2013版）》。

# 常量元素—钙

| 生理功能 | 构成骨骼和牙齿、维持机体众多重要生理功能。 |
| --- | --- |
| 缺乏的危害 | 肌肉痉挛；佝偻病、骨质疏松；此外，流行病学研究提示缺钙还可能与糖尿病、心血管病、高血压、某些癌症（如直肠结肠癌）等慢性疾病及牙周病相关。 |

**主要食物来源**

牛奶及其制品　虾皮、河虾海蟹、扇贝　黄豆、豆浆豆腐等　花菜、西兰花油菜心　蛋类　柑橘等

| 人群 | 推荐摄入量 RNI（mg/d） | 可耐受最高摄入量 UL（mg/d） |
| --- | --- | --- |
| 儿童 | 600 ~ 1200 | 1500 ~ 2000 |
| 少年 | 1000 | 2000 |
| 成人 | 800 | 2000 |
| 老人 | 1000 | 2000 |
| 孕妇 | +0 早期　+200 中晚期 | 2000 |

"+"表示在同龄人群参考值基础上额外增加量。

# 维生素D

| | |
|---|---|
| 生理功能 | 维持血钙和磷水平稳定；参与某些蛋白质（如钙转运蛋白）转录；参与体内免疫调节等。 |
| 缺乏的危害 | 佝偻病、骨质软化症、骨质疏松。 |
| 主要食物来源 | |

奶酪、鲜奶　　　动物肝脏　　　蛋类　　　含脂肪高的海鱼

| 人群 | 推荐摄入量<br>RNI（μg/d） | 可耐受最高摄入量<br>UL（μg/d） |
|---|---|---|
| 儿童 | 10 | 20 ~ 50 |
| 少年 | 10 | 50 |
| 成人 | 10 | 50 |
| 老人 | 10 ~ 15 | 50 |
| 孕妇 | +0 | 50 |

"+" 表示在同龄人群参考值基础上额外增加量。

# 维生素C

| 生理功能 | 参与羟化反应（该反应是体内多种中药物质代谢的关键过程）；抗氧化；提高机体免疫力；大剂量对某些毒物有解毒作用。 |
|---|---|
| 缺乏的危害 | 早期可出现轻度疲劳，全身乏力、倦怠、皮肤出现瘀点或瘀斑等，长期缺乏可导致坏血病，表现为出血、牙龈炎、骨骼病变或骨质疏松，不及时治疗可危及生命。 |

主要食物来源

新鲜的辣椒
菠菜、韭菜等

柑橘、山楂
猕猴桃等

| 人群 | 推荐摄入量 RNI（mg/d） | 可耐受最高摄入量 UL（mg/d） |
|---|---|---|
| 儿童 | 40 ~ 90 | 400 ~ 1400 |
| 少年 | 100 | 1800 |
| 成人 | 100 | 2000 |
| 老人 | 100 | 2000 |
| 孕妇 | +0 早期<br>+15 中期<br>+15 晚期 | 2000 |

"+" 表示在同龄人群参考值基础上额外增加量。

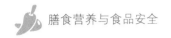
# 维生素E

| 生理功能 | 抗氧化；维持大鼠生育功能；维持免疫功能。 |
| --- | --- |
| 缺乏的危害 | 深层腱反射丧失、震颤和位感受损、眼移动障碍、肌肉软弱、视野障碍；影响儿童认知能力和运动发育；早产儿如维生素E吸收障碍可出现溶血性贫血。 |

**主要食物来源**

橄榄油、葵花籽油
玉米油、大豆油

榛子、松子仁
核桃、葵花籽

大麦
燕麦、米糠

| 人群 | 推荐摄入量<br>AI（mg α–TE/d）* | 可耐受最高摄入量<br>UL（μg/d） |
| --- | --- | --- |
| 儿童 | 6~13 | 150~500 |
| 少年 | 14 | 600 |
| 成人 | 14 | 700 |
| 老人 | 14 | 700 |
| 孕妇 | +0 | 700 |

α–生育酚当量（α–TE），膳食中总α–TE当量（mg）=1× α–生育酚（mg）+0.5× β–生育酚（mg）+0.1× γ–生育酚（mg）+0.02× δ–生育酚（mg）+0.3× α–三烯生育酚（mg）
"+" 表示在同龄人群参考值基础上额外增加量。

# 叶　　酸

| 生理功能 | 参与核酸和蛋白质合成；参与DNA甲基化；参与同型半胱氨酸代谢。 |
| --- | --- |
| 缺乏的危害 | 巨幼红细胞性贫血；孕妇缺乏可导致先兆子痫、胎盘早剥的发生率增高、自发性流产、胎儿神经管缺陷；导致高同型半胱氨酸血症。 |

主要食物来源

| 动物肝脏 | 豆类 | 坚果类 | 深绿色叶类蔬菜 | 水果 |

| 人群 | 推荐摄入量 RNI（μgDFE*/d） | 可耐受最高摄入量 UL（μg/d） |
| --- | --- | --- |
| 儿童 | 160~350 | 300~800 |
| 少年 | 400 | 900 |
| 成人 | 400 | 1000 |
| 老人 | 400 | 1000 |
| 孕妇 | +200 | 1000 |

叶酸当量（DFE，μg）=天然食物来源　叶酸（μg）+1.7×合成叶酸（μg）

"+"表示在同龄人群参考值基础上额外增加量。

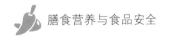
# 维生素B1

| | |
|---|---|
| 生理功能 | 在体内能量代谢中起重要作用；对维持神经、肌肉特别是心肌正常功能，以及维持正常食欲、胃肠蠕动和消化分泌方面也有重要作用。 |
| 缺乏的危害 | 脚气病，主要表现为神经–血管系统损伤。早期表现为食欲不佳、便秘、恶心、抑郁、周围神经障碍、易兴奋及疲劳等；可出现多发性周围神经炎症状或水肿、心脏症状等；Wernicke–Korsakoff综合征。 |

主要食物来源

| 未精制的谷类 | 豆类 | 干果类 | 动物肝脏 | 蛋类 |

| 人群 | 推荐摄入量 RNI( mg/d ) | | 可耐受最高摄入量 UL( mg/d ) |
|---|---|---|---|
| 儿童 | 0.6~1.3 | 男 | — |
| | 0.6~1.1 | 女 | |
| 少年 | 1.6 | 男 | — |
| | 1.3 | 女 | |
| 成人 | 1.4 | 男 | — |
| | 1.2 | 女 | |
| 老人 | 1.4 | 男 | — |
| | 1.2 | 女 | |
| 孕妇 | +0 | 早期 | — |
| | +0.2 | 中期 | |
| | +0.3 | 晚期 | |

"＋"表示在同龄人群参考值基础上额外增加量。
"－"表示未制定参考值。有些营养素未制定可耐受最高摄入量，主要是因为研究资料不充分，并不表示过量摄入没有健康风险。

# 维生素B₂

| | |
|---|---|
| 生理功能 | 参与体内生物氧化与能量生成；参与色氨酸转变为烟酸、维生素B₆转变为磷酸吡哆醛的过程；改善抗氧化防御系统功能；降低MTHFR基因型为TT型人群中同型半胱氨酸水平和血压；参与药物代谢；有助于维持肠粘膜的结构和功能，影响铁的转运和吸收过程。 |
| 缺乏的危害 | 疲倦、乏力、口腔疼痛、眼睛出现瘙痒、烧灼感，继而出现口腔和阴囊病变，如唇炎、口角炎、舌炎、皮炎、阴囊皮炎以及角膜血管增生等。 |
| 主要食物来源 |  谷类　 蔬菜　 奶类　 蛋类　 动物内脏　 水果 |

| 人群 | 推荐摄入量 RNI( mg/d ) | | 可耐受最高摄入量 UL( mg/d ) |
|---|---|---|---|
| 儿童 | 0.6~1.3 | 男 | — |
| | 0.6~1.1 | 女 | |
| 少年 | 1.5 | 男 | — |
| | 1.2 | 女 | |
| 成人 | 1.4 | 男 | — |
| | 1.2 | 女 | |
| 老人 | 1.4 | 男 | — |
| | 1.2 | 女 | |
| 孕妇 | +0 | 早期 | — |
| | +0.2 | 中期 | |
| | +0.3 | 晚期 | |

"+" 表示在同龄人群参考值基础上额外增加量。
"—" 表示未制定参考值。有些营养素未制定可耐受最高摄入量，主要是因为研究资料不充分，并不表示过量摄入没有健康风险。

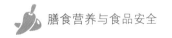

# 维生素 B6

| 生理功能 | 参与氨基酸代谢；参与糖原与脂肪酸代谢；参与某些微量营养素的转化与吸收；调节神经递质的合成和代谢；参与一碳单位和同型半胱氨酸代谢；参与造血及体内抗体合成等。 |
|---|---|
| 缺乏的危害 | 皮肤炎症，如脂溢性皮炎；神经精神症状，如抑郁、易激惹，人格行为改变等；还可造成机体免疫功能受损、消化系统紊乱；幼儿缺乏长期可出现体重下降、烦躁、抽搐、惊厥、腹痛、呕吐等。 |

主要食物来源

 干果类　 鱼类　 畜禽肉类　 豆类

| 人群 | 推荐摄入量 RNI（mg/d） | 可耐受最高摄入量 UL（mg/d） |
|---|---|---|
| 儿童 | 0.6~1.3 | 20 ~ 45 |
| 少年 | 1.4 | 55 |
| 成人 | 1.4 | 60 |
| 老人 | 1.6 | 60 |
| 孕妇 | +0.8 | 60 |

"+"表示在同龄人群参考值基础上额外增加量。

# 维生素B₁₂

| 生理功能 | 促进蛋白质和核酸的生物合成；参与甲基丙二酸-琥珀酸异构化过程。 |
| --- | --- |
| 缺乏的危害 | 巨幼红细胞性贫血；神经系统损害，可出现精神抑郁、记忆力下降、四肢震颤等；引起高同型半胱氨酸血症。 |

主要食物来源

| 畜禽肉类 | 动物肝脏 | 蛋 类 | 鱼、贝壳类 |
| --- | --- | --- | --- |

| 人群 | 推荐摄入量 RNI（μg/d） | 可耐受最高摄入量 UL（μg/d） |
| --- | --- | --- |
| 儿童 | 1.0 ~ 2.1 | — |
| 少年 | 2.4 | — |
| 成人 | 2.4 | — |
| 老人 | 2.4 | — |
| 孕妇 | +0.5 | — |

"+"表示在同龄人群参考值基础上额外增加量

"－"表示未制定参考值。有些营养素未制定可耐受最高摄入量主要是因为研究资料不充分，并不表示过量摄入没有健康风险。

# 维生素A

| 生理功能 | 视觉功能；维持皮肤黏膜完整性；维持和促进免疫功能；促进生长发育和维持生殖功能；此外有研究显示，维生素A与骨质代谢相关，并在一定程度上发挥抗肿瘤作用。 |
|---|---|
| 缺乏的危害 | 夜盲、干眼症、毛囊增厚（毛囊角质化）、损伤胚胎生长、免疫功能受损、感染性疾病的患病率和死亡率升高。 |

主要食物来源

羊肝、牛肝鸡肝、鸡心　　蛋类　　鱼油　　奶油、乳制品　　胡萝卜、菠菜绿芥菜、水芹

| 人群 | 推荐摄入量 RNI（μgRAE/d） | | 可耐受最高摄入量 UL（μgRAE/d） |
|---|---|---|---|
| 儿童 | 310~670 | 男 | 700~2100 |
| | 310~630 | 女 | |
| 少年 | 820 | 男 | 2700 |
| | 630 | 女 | |
| 成人 | 800 | 男 | 3000 |
| | 700 | 女 | |
| 老人 | 800 | 男 | 3000 |
| | 700 | 女 | |
| 孕妇 | +0 | 早期 | 3000 |
| | +70 | 中晚期 | |

"+"表示在同龄人群参考值基础上额外增加量。

RAE，视黄醇活性当量（μg）=膳食或补充剂来源全反式视黄醇（μg）+1/2补充剂纯品全反式β-胡萝卜素（μg）+1/12膳食全反式β-胡萝卜素（μg）+1/24其他膳食维生素A原类胡萝卜素（μg）。

# 微量元素－铁

| | |
|---|---|
| 生理功能 | 参与体内氧的运送和组织呼吸过程；维持正常的造血功能；参与一系列基本生化反应。还可催化β–胡萝卜素转化为维生素A，参与嘌呤和胶原的合成、抗体的产生、脂类在血液中的转运以及药物在肝的解毒等，增强机体抗感染能力。 |
| 缺乏的危害 | 降低身体耐力及运动能力，使机体抗感染能力降低，**缺铁性贫血** |
| 主要食物来源 | |

畜禽肉类　　　豆类及豆制品　　　黑木耳、紫菜口蘑、芝麻

| 人群 | 推荐摄入量 RNI（mg/d） | | 可耐受最高摄入量 UL（mg/d） |
|---|---|---|---|
| 儿童 | 9~15 | 男 | 25~40 |
| | 9~18 | 女 | |
| 少年 | 16 | 男 | 40 |
| | 18 | 女 | |
| 成人 | 12 | 男 | 42 |
| | 20 | 女 | |
| 老人 | 12 | | 42 |
| 孕妇 | +0 | 早期 | 42 |
| | +4 | 中期 | |
| | +9 | 晚期 | |

"+"表示在同龄人群参考值基础上额外增加量。

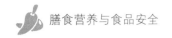
# 常量元素－镁

| 生理功能 | 激活多种酶的活性；对钾、钙离子通道起抑制作用；对激素起调节作用；促进骨骼生长；调节胃肠道功能。 |
|---|---|
| 缺乏的危害 | 可导致低钙血症，表现为神经肌肉兴奋性亢进，有时还可出现幻觉，严重者可出现谵妄、精神错乱等。 |

主要食物来源

粗粮，如麸皮
荞麦、黄玉米糁

南瓜子、山核桃
葵花籽、杏仁

黑木耳、紫菜
口蘑、芝麻

| 人群 | 推荐摄入量 RNI（mg/d） | 可耐受最高摄入量 UL（mg/d） |
|---|---|---|
| 儿童 | 140~300 | — |
| 少年 | 320 | — |
| 成人 | 330 | — |
| 老人 | 310~330 | — |
| 孕妇 | +40 | — |

"+" 表示在同龄人群参考值基础上额外增加量
"－" 表示未制定参考值。有些营养素未制定可耐受最高摄入量，主要是因为研究资料不充分，并不表示过量摄入没有健康风险。

# 微量元素－锌

| | |
|---|---|
| **生理功能** | 在人体发育、认知行为、创伤愈合、味觉和免疫调节等方面发挥重要作用。 |
| **缺乏的危害** | 味觉障碍、偏食、厌食或异食；生长发育不良、矮小、瘦弱；腹泻；皮肤干燥，皮疹，伤口愈合不良，反复性口腔溃疡；免疫力减退；性发育或功能障碍，男性不育；认知能力差，精神萎靡；妊娠反应严重，胎儿发育迟缓，畸形率增高，产程延长、流产、早产等。 |

**主要食物来源**

| 红色肉类 | 谷类胚芽<br>麦麸、燕麦 | 动物肝脏 | 花生<br>山核桃 | 生蚝<br>海蛎、扇贝 |
|---|---|---|---|---|

| 人群 | 推荐摄入量<br>RNI（mg/d） | | 可耐受最高摄入量<br>UL（mg/d） |
|---|---|---|---|
| 儿童 | 4.0~10.0 男<br>4.0~9.0 女 | | 8 ~ 28 |
| 少年 | 11.5 男<br>8.5 女 | | 35 |
| 成人 | 12.5 男<br>7.5 女 | | 40 |
| 老人 | 12.5 男<br>7.5 女 | | 40 |
| 孕妇 | +2.0 | | 40 |

"+" 表示在同龄人群参考值基础上额外增加量。

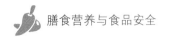
# ω-3多不饱和脂肪酸

| 生理功能 | DHA对脑及视觉功能发育具有重要作用；EPA可以显著降低血脂水平，发挥调节血脂作用；EPA和DHA对心血管疾病具有保护作用。 |
|---|---|

| 主要食物来源 | | |
|---|---|---|
| |  亚麻籽油 紫苏油、核桃油 |  深海鱼 |

| 人群 | EPA+DHA | |
|---|---|---|
| | AI（mg） | AMDR（g） |
| 儿童 | 100（DHA，1~3岁） | — |
| 少年 | — | — |
| 成人 | — | 0.25~2.0 |
| 老人 | — | 0.25~2.0 |
| 孕妇 | 250（DHA 200） | — |

AMDR：宏量营养素可接受范围；"－"表示未制定参考值。

# 常量元素－磷

| 生理功能 | 构成骨骼和牙齿；参与能量代谢；参与糖、脂代谢；维持生物膜正常结构；构成遗传物质的重要成分；调节体内酸碱平衡。 |
|---|---|
| 缺乏的危害 | 厌食、贫血、全身乏力，重者可有肌无力、鸭态步、骨痛、佝偻病、病理性骨折、易激动、感觉异常、精神错乱、抽搐、昏迷，甚至死亡。 |

主要食物来源

 动物肝脏　 海产品、虾皮　 蛋类　 粗粮　 坚果类

| 人群 | 推荐摄入量 RNI ( mg/d ) | 可耐受最高摄入量 UL ( mg/d ) |
|---|---|---|
| 儿童 | 300~640 | — |
| 少年 | 710 | — |
| 成人 | 720 | 3500 |
| 老人 | 670~720 | 3000~3500 |
| 孕妇 | +0 | 3500 |

"＋" 表示在同龄人群参考值基础上额外增加量。

"－" 表示未制定参考值。有些营养素未制定可耐受最高摄入量，主要是因为研究资料不充分，并不表示过量摄入没有健康风险。

# 微量元素－硒

| 生理功能 | 抗氧化、免疫作用、调节甲状腺激素、排毒与解毒。 |
| --- | --- |
| 缺乏的危害 | 克山病、大骨节病 |

主要食物来源

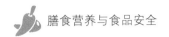

| 松蘑（干）普中红蘑、珍珠白蘑 | 猪肾、鸭肝 | 牡蛎、鲜贝小黄花鱼 |
| --- | --- | --- |

| 人群 | 推荐摄入量 RNI（μg/d） | 可耐受最高摄入量 UL（μg/d） |
| --- | --- | --- |
| 儿童 | 25~55 | 100~300 |
| 少年 | 60 | 350 |
| 成人 | 60 | 400 |
| 老人 | 60 | 400 |
| 孕妇 | +5 | 400 |

"+"表示在同龄人群参考值基础上额外增加量。

图片来源：中国营养学会